Krankenpfleger

in der

Rheumatologie

Der vollständige Leitfaden

ALEXANDRE CAREWELL

Inhaltsverzeichnis

« *Rheumatologie: Die Architektur des menschlichen Körpers pflegen.* »

Kapitel 1 :
EINFÜHRUNG IN DIE RHEUMATOLOGIE

Definition und kurze Geschichte
der Rheumatologie

Die Rheumatologie ist im Kern die Lehre von den Schmerzen und Krankheiten, die das Muskel-Skelett-System betreffen. Dazu gehören Gelenke, Bänder, Knochen, Muskeln und Sehnen. Um die Tiefe dieses Fachgebiets wirklich zu verstehen, muss man jedoch eine Reise durch die Zeit unternehmen, um seine Ursprünge und seine Entwicklung zu erforschen.

Die Geschichte der Rheumatologie hat ihre Wurzeln in der Antike. Die ersten Spuren des Interesses an Gelenkerkrankungen gehen auf die alten Zivilisationen Ägyptens, Griechenlands und Roms zurück. Ägyptische medizinische Texte, wie der Papyrus Ebers aus dem Jahr 1500 v. Chr., enthalten bereits Beschreibungen von Gelenkschmerzen und Rezepte für Heilmittel zu deren Behandlung. Hippokrates, der oft als Vater der Medizin bezeichnet wird, schrieb über Gelenkerkrankungen und erwähnte sogar Untersuchungs- und Behandlungstechniken, die zwar primitiv waren, aber ein frühes Verständnis der Biomechanik erkennen lassen.

Mit dem Aufschwung des Mittelalters und der Renaissance erlebte die Medizin einen tiefgreifenden Umbruch. Gelenkerkrankungen, insbesondere die Gicht, waren gut dokumentiert und spiegelten die wachsende Besorgnis der Gesellschaft über rheumatische Erkrankungen wider. Künstlerische Darstellungen aus dieser Zeit zeigen auch Menschen mit Gelenkdeformationen, was auf Fälle von rheumatoider Arthritis hindeutet.

Die Entstehung der Rheumatologie als eigenständiges medizinisches Fachgebiet kristallisierte sich jedoch erst im 19. und 20. Jahrhundert heraus. Die technologischen Fortschritte, insbesondere im Bereich der Röntgentechnik, boten den Ärzten die Möglichkeit, das Innere der menschlichen Gelenke genau zu untersuchen, und revolutionierten so die Diagnose und das Verständnis rheumatischer Erkrankungen. Gleichzeitig hat die medizinische Forschung nach und nach die Entzündungsprozesse identifiziert, die vielen rheumatischen Erkrankungen zugrunde liegen, und damit den Weg für gezieltere und wirksamere Behandlungsmethoden geebnet.

Die Rheumatologie ist heute ein hochentwickeltes medizinisches Fachgebiet mit fortschrittlichen diagnostischen und therapeutischen Instrumenten. Sie befasst sich mit einem beeindruckenden Spektrum an Krankheiten, von den gängigen Formen der Arthrose bis hin zu komplexen Autoimmunerkrankungen wie systemischem Lupus erythematodes. Hinter jeder Innovation und jeder Behandlung steht das Echo von Tausenden von Jahren Geschichte, Neugier und Entschlossenheit, menschliches Leid zu lindern.

Die Bedeutung der Rolle des Krankenpflegers in der Rheumatologie

Der Krankenpfleger ist eine zentrale Figur in der medizinischen Welt und in der Rheumatologie von besonderer Bedeutung. Ihre einzigartige Position an der Schnittstelle zwischen klinischer Praxis, Patientenschulung und Forschung macht sie zu einem wichtigen Glied in der Behandlung von Muskel- und Skeletterkrankungen.

Rheumatologische Erkrankungen sind oft chronisch und können die Lebensqualität der Patienten stark beeinträchtigen. Manchmal gehen sie mit anhaltenden Schmerzen, eingeschränkter Mobilität oder sogar mit erheblichen Behinderungen einher. In diesem Zusammenhang ist der Krankenpfleger nicht nur für die Pflege zuständig, sondern auch für die emotionale Unterstützung, die Bildung und manchmal sogar für die Vertrautheit des Patienten. Er ist die erste Anlaufstelle für Zuhören und Einfühlungsvermögen angesichts der Not, die die Betroffenen empfinden können.

Die Aufklärung ist ein weiterer wichtiger Teil der Rolle des Krankenpflegers in der Rheumatologie. Sie klären die Patienten über die Art ihrer Erkrankung, die verfügbaren Behandlungsmethoden und den besten Umgang mit ihren Symptomen im Alltag auf. Diese Aufklärung ist von entscheidender Bedeutung, da sie den Patienten hilft, ihre Erkrankung besser zu verstehen, sich an die Behandlung zu halten und so ihre Langzeitprognose zu verbessern. Die Beratung kann von der einfachen Schmerzbehandlung bis hin zu Empfehlungen für geeignete körperliche Übungen oder Entspannungstechniken reichen.

Darüber hinaus erfordert die Komplexität der Behandlungen in der Rheumatologie, ob es sich nun um orale Medikamente, Injektionen oder andere Therapieformen handelt, eine erhöhte Wachsamkeit. Der Krankenpfleger sorgt für einen reibungslosen Ablauf der Behandlungen, stellt sicher, dass sie verträglich sind, und ist oft der Erste, der mögliche Nebenwirkungen oder Komplikationen erkennt.

Krankenpfleger in der Rheumatologie sind nicht nur in der Pflege und Ausbildung tätig, sondern auch in der klinischen Forschung. Da es in diesem Bereich ständig therapeutische Neuerungen gibt, beteiligt er sich aktiv an der Bewertung neuer Ansätze und arbeitet dabei eng mit multidisziplinären Teams zusammen.

Der Krankenpfleger in der Rheumatologie ist weit mehr als nur ein Ausführender der Pflege. Sie ist eine zentrale Säule im Behandlungsverlauf des Patienten, ein Verbündeter im Kampf gegen die Krankheit und ein entscheidender Akteur bei den medizinischen Fortschritten in diesem Bereich. Seine Fähigkeit, technische Kompetenz, Zuhörvermögen und Fachwissen zu vereinen, macht ihn zu einem unschätzbaren Vorteil für eine umfassende und menschliche Behandlung rheumatologischer Erkrankungen.

Mythen und Tatsachen : Entmystifizierung der Praxis

Die Rheumatologie ist wie viele andere medizinische Bereiche von Mythen und Missverständnissen umgeben, die das tatsächliche Verständnis des Fachgebiets und seiner Auswirkungen trüben können. Die Entmystifizierung ist von entscheidender Bedeutung, da sie nicht nur eine korrekte Information ermöglicht, sondern auch die Patienten zu den besten Behandlungsentscheidungen führt. Im Folgenden werden einige gängige Mythen und die Realitäten, die ihnen widersprechen, vorgestellt.

Mythos 1: Rheumatologie ist nur etwas für ältere Menschen.
Tatsache: Rheumatische Erkrankungen können jeden betreffen, unabhängig von seinem Alter. Andere, wie rheumatoide Arthritis oder Lupus, können in jeder Lebensphase auftreten, auch bei Kindern.

Mythos 2: Gelenkschmerzen sind nur eine normale Folge des Alterns.

Fakt ist: Leichte Schmerzen und Steifheit können mit zunehmendem Alter auftreten, starke oder anhaltende Schmerzen sind jedoch nie "normal". Sie können auf eine zugrunde liegende Erkrankung hindeuten, die eine angemessene Untersuchung und Behandlung erfordert.

Mythos 3: Medikamente gegen rheumatologische Erkrankungen sind gefährlicher als die Erkrankungen selbst.

Fakt ist: Einige Medikamente haben zwar Nebenwirkungen, werden aber in der Regel nach einer sorgfältigen Nutzen-Risiko-Abwägung verschrieben. Außerdem wurden viele Fortschritte bei der Entwicklung gezielter und wirksamer Medikamente mit verbesserten Sicherheitsprofilen gemacht.

Mythos 4: Sport verschlimmert rheumatische Erkrankungen.

Fakt ist: Obwohl es wichtig ist, Aktivitäten zu vermeiden, die die betroffenen Gelenke übermäßig belasten, können geeignete Übungen die Beweglichkeit verbessern, die Muskeln stärken und die Schmerzen verringern. Ein Physiotherapeut oder ein Rehabilitationsexperte kann die Patienten zu geeigneten Übungen anleiten.

Mythos 5: Diäten können rheumatische Erkrankungen "heilen".

Fakt: Eine ausgewogene Ernährung kann zwar helfen, die Symptome zu kontrollieren und die allgemeine Gesundheit zu unterstützen, aber keine Diät kann eine rheumatische Erkrankung "heilen". Es ist wichtig, sich vor unbegründeten Behauptungen in Acht zu nehmen und immer einen Gesundheitsexperten zu konsultieren, bevor Sie größere Änderungen an Ihrer Ernährung vornehmen.

Indem wir diese und andere Mythen aufklären, sind wir in der Lage, Patienten und die breite Öffentlichkeit besser zu informieren. Die Rheumatologie ist ein komplexes Fachgebiet, aber mit einer klaren Kommunikation und angemessener Aufklärung können wir dafür sorgen, dass jeder die Wahrheit hinter den gängigen Vorstellungen versteht und fundierte Entscheidungen über seine Gesundheit trifft.

Kapitel 2 :
MUSKULOSKELETTALE ANATOMIE UND PHYSIOLOGIE

Knochen und Gelenke : eine Einleitung

Wenn wir an den menschlichen Körper denken, haben wir oft ein Bild vor Augen, das unsere Haut, unsere Muskeln und unsere Organe zeigt. Versteckt unter diesen Schichten befinden sich jedoch grundlegende Strukturen, die unsere täglichen Bewegungen stützen, schützen und ermöglichen: Knochen und Gelenke.

Knochen: die Stütze des Körpers
Knochen sind starre, aber lebendige Strukturen, die das Skelett, den Rahmen unseres Körpers, bilden. Ihre Zusammensetzung ist hauptsächlich mineralisch, was ihnen ihre Festigkeit verleiht, aber sie werden auch von Blutgefäßen durchblutet und ständig erneuert. Wir besitzen insgesamt 206 Knochen, vom winzigen Knöchelchen im Innenohr bis zum Oberschenkelknochen, dem längsten Knochen im Oberschenkel.

Knochen erfüllen mehrere wichtige Funktionen:

- **Stütze:** Sie bieten dem Körper Halt, sodass wir unsere Form und Haltung aufrechterhalten können.
- **Schutz:** Sie umhüllen und schützen unsere lebenswichtigen Organe. Der Schädel schützt beispielsweise das Gehirn, während der Brustkorb das Herz und die Lunge schützt.
- **Bewegung:** In Verbindung mit den Muskeln ermöglichen die Knochen eine Vielzahl von Bewegungen.
- **Speicherung:** Sie speichern wichtige Mineralien wie Kalzium und Phosphor.

Bildung von Blutzellen: Das Knochenmark ist der Ort, an dem neue Blutzellen entstehen.

Gelenke: der Knotenpunkt der Bewegung

Dort, wo zwei Knochen aufeinandertreffen, finden wir ein Gelenk. Dank dieser Strukturen können wir uns bewegen, drehen, beugen, strecken oder schwenken. Gelenke werden von einer Synovialkapsel umgeben und geschützt und oft durch Bänder verstärkt. Das Innere des Gelenks ist mit einem glatten Knorpel ausgekleidet, der es den Knochen ermöglicht, mit möglichst geringer Reibung übereinander zu gleiten.

Es gibt verschiedene Arten von Gelenken, je nachdem, wie beweglich sie sind:

Faserig: Unbeweglich, wie die Nähte des Schädels.

Knorpelig: Leicht beweglich, wie die Bandscheiben zwischen den Wirbeln.

Synovial: Frei beweglich und am häufigsten, z. B. in Knie- oder Schultergelenken.

Im Laufe des Lebens können Knochen und Gelenke verschiedenen Krankheiten, Verletzungen oder Erkrankungen ausgesetzt sein. Arthritis, Osteoporose oder Knochenbrüche sind nur einige Beispiele für die Herausforderungen, denen diese Strukturen ausgesetzt sein können. Daher sind ihre Pflege, ihr Schutz und ihr Verständnis von grundlegender Bedeutung für ein gesundes und aktives Leben. Wenn wir Knochen und Gelenke besser verstehen, wissen wir das architektonische Genie und die Komplexität des menschlichen Körpers mehr zu schätzen.

Muskeln, Sehnen und Bänder

Jede unserer Bewegungen - ob wir nach einem Gegenstand greifen, rennen oder einfach nur atmen - ist das Ergebnis des komplexen Zusammenspiels von Muskeln, Sehnen und Bändern. Diese Strukturen haben zwar unterschiedliche Funktionen und Eigenschaften, arbeiten aber zusammen, um die Beweglichkeit und Stabilität unseres Körpers zu ermöglichen.

Muskeln: Motoren der Bewegung
Muskeln sind spezialisierte weiche Gewebe, die sich zusammenziehen, um eine Bewegung zu erzeugen. Sie bestehen aus Muskelfasern, die willentlich oder unwillkürlich gesteuert werden können. Man unterscheidet drei Haupttypen von Muskeln:

Skelettmuskeln: Freiwillig und quergestreift; sie sind für die meisten Körperbewegungen verantwortlich, die wir ausführen, z. B. Gehen oder Heben eines Gegenstands.

Glatte Muskulatur: Unfreiwillig und ungestreift. Sie kommt in den inneren Organen wie Magen, Darm oder Blutgefäßen vor.

Herzmuskeln: Unfreiwillige, quergestreifte **Muskeln,** die das Herz bilden und seine rhythmische Kontraktion ermöglichen.

Sehnen: Verbindungen des Muskel-Skelett-Systems
Sehnen sind Bänder oder Stränge aus kräftigem Bindegewebe, die die Muskeln an den Knochen befestigen. Sie bestehen hauptsächlich aus Kollagen, was sie sowohl stark als auch flexibel macht. Sehnen sorgen für die Übertragung der durch die Muskelkontraktion erzeugten Kraft und ermöglichen so die Bewegung der Knochen.

Bänder: Stabilisatoren für die Gelenke
Im Gegensatz zu den Sehnen verbinden Bänder die

Knochen in den Gelenken miteinander. Diese elastischen Strukturen, die ebenfalls reich an Kollagen sind, verleihen den Gelenken Stabilität und Kraft, ermöglichen aber auch eine gewisse Flexibilität. Sie spielen eine wesentliche Rolle bei der Vermeidung übermäßiger Bewegungen, die das Gelenk schädigen könnten.

Muskeln, Sehnen und Bänder sind anfällig für Verletzungen oder Erkrankungen. Muskelrisse, Sehnenentzündungen oder Bänderverstauchungen sind häufig, vor allem bei Sportlern oder Personen, die sich körperlich stark anstrengen. Ihre Rehabilitation erfordert oft einen kombinierten Ansatz, der Ruhe, Physiotherapie und manchmal eine Operation umfasst.

Es ist faszinierend zu sehen, wie harmonisch diese unterschiedlichen, aber voneinander abhängigen Strukturen zusammenarbeiten, damit wir uns bewegen können. Jeder Schritt, den wir machen, jeder Gegenstand, den wir heben, jede noch so banale Bewegung ist das Ergebnis dieser Körpersymphonie, die von Muskeln, Sehnen und Bändern orchestriert wird. Diese Elemente zu respektieren und zu pflegen ist entscheidend für die Aufrechterhaltung einer optimalen Mobilität während unseres gesamten Lebens.

Die häufigsten Pathologien in der Rheumatologie

Die Rheumatologie ist ein medizinisches Fachgebiet, das sich auf die Diagnose und Behandlung von Krankheiten und Erkrankungen der Knochen, Gelenke, Muskeln, Sehnen und Bänder konzentriert. Diese oft chronischen Erkrankungen können Schmerzen, Steifheit und Bewegungseinschränkungen verursachen. Hier finden Sie einen Überblick über die häufigsten Erkrankungen, die in der Rheumatologie auftreten.

1. Arthrose
Arthrose ist eine degenerative Gelenkerkrankung, die durch die allmähliche Abnutzung des Knorpels entsteht. Sie kann jedes Gelenk betreffen, am häufigsten jedoch die Knie, die Hüften, die Wirbelsäule und die Hände. Zu den Symptomen gehören Schmerzen, Steifheit und eingeschränkte Beweglichkeit.

2. Rheumatoide Arthritis (RA)
RA ist eine entzündliche Autoimmunkrankheit, die vor allem die Gelenke angreift und diese entzündet. Die Gelenke von Händen und Füßen sind in der Regel am stärksten betroffen. Die RA kann auch andere Organe wie die Lunge oder die Augen befallen.

3. Spondylitis ankylosans (Bechterew).
Es handelt sich um eine Form der entzündlichen Arthritis, die vor allem die Wirbelsäule betrifft. Sie kann dazu führen, dass einige Wirbel miteinander verschmelzen, wodurch die Beweglichkeit der Wirbelsäule eingeschränkt wird.

4. Systemischer Lupus erythematodes
Lupus ist eine Autoimmunkrankheit, die viele Organe, einschließlich der Gelenke, befallen kann. Die Symptome sind vielfältig und reichen von Hautausschlägen bis hin zu Gelenkschmerzen.

5. Osteoporose
Osteoporose ist eine Erkrankung, die durch eine verminderte Knochendichte gekennzeichnet ist, wodurch die Knochen brüchiger und anfälliger für leichte Brüche werden.

6. Gicht
Diese Erkrankung wird durch die Ansammlung von Natriumuratkristallen in den Gelenken verursacht, was in der Regel auf einen hohen Harnsäurespiegel im Blut zurückzuführen ist. Sie führt zu plötzlichen, intensiven Schmerzepisoden, meist im großen Zeh.

7. Tendinitis und Bursitis

Tendinitis ist eine Entzündung der Sehnen, während Bursitis eine Entzündung der Schleimbeutel ist. Das sind kleine, mit Flüssigkeit gefüllte Säckchen, die die Reibung zwischen den Sehnen und den Knochen verringern.

8. Fibromyalgie

Dies ist ein Syndrom, das durch diffuse Muskelschmerzen, spezifische Schmerzpunkte und häufig durch anhaltende Müdigkeit gekennzeichnet ist.

9. Karpaltunnelsyndrom

Wird durch die Kompression des Medianusnervs im Handgelenk verursacht und führt zu Schmerzen, Taubheitsgefühlen und Schwäche in der Hand und den Fingern.

10. Paget-Krankheit des Knochens

Es handelt sich um eine Störung des Knochenumbaus, die zu verformten und brüchigen Knochen führt.

Die Behandlung dieser Erkrankungen erfordert häufig einen multidisziplinären Ansatz, bei dem Medikamente, Physiotherapie, Patientenschulung und in einigen Fällen auch chirurgische Eingriffe kombiniert werden. Das Ziel ist immer, die Schmerzen zu reduzieren, die Funktion zu verbessern und das Fortschreiten der Krankheit zu verlangsamen oder aufzuhalten. Dank der Fortschritte in der Rheumatologie konnte die Lebensqualität von Patienten mit diesen Erkrankungen erheblich verbessert werden.

Kapitel 3 :
DIE SPEZIFISCHEN ROLLEN DES KRANKENPFLEGERS IN DER RHEUMATOLOGIE

Kommunikation mit dem Patienten und Bildung

Die Kommunikation mit dem Patienten ist ein wesentlicher Bestandteil der medizinischen Praxis, insbesondere in der Rheumatologie, wo viele Krankheiten chronisch sind und eine langfristige Behandlung erfordern. Sie konzentriert sich nicht nur auf die Übermittlung von Informationen, sondern zielt auch darauf ab, ein Vertrauensverhältnis aufzubauen, den Patienten zu unterstützen und seine Autonomie zu fördern.

Die Bedeutung des Zuhörens
Vor allem ist es entscheidend, dem Patienten zuzuhören. Dies hilft, nicht nur seine körperlichen Symptome, sondern auch seine Sorgen, Erwartungen und Bedürfnisse zu verstehen. Aktives und einfühlsames Zuhören schafft einen sicheren Raum für den Patienten, in dem er sich wertgeschätzt und verstanden fühlt.

Vermitteln Sie klare Informationen
Angesichts einer Diagnose oder Behandlung kann sich der Patient überfordert oder verwirrt fühlen. Daher ist es wichtig, genaue, verständliche und auf den jeweiligen Patienten zugeschnittene Informationen zu vermitteln. Schemata, Broschüren oder Videos können wertvolle Hilfsmittel sein, um das Verständnis zu erleichtern.

Die therapeutische Erziehung
Die therapeutische Ausbildung soll dem Patienten helfen, die Fähigkeiten zu erwerben oder aufrechtzuerhalten, die er benötigt, um sein Leben mit einer chronischen Krankheit

bestmöglich zu meistern. In der Rheumatologie kann dies Folgendes umfassen :

> Informationen über die Krankheit und ihren Verlauf.

> Tipps zu Medikamenten, ihren Nebenwirkungen und ihrer Verabreichung.

> Techniken, um mit Schmerzen oder Steifheit umzugehen.

> Spezielle körperliche Übungen oder Empfehlungen für körperliche Aktivität.

> Strategien, um mit krankheitsbedingtem Stress oder Ängsten umzugehen.

Förderung des Selbstmanagements

Das Ziel von Kommunikation und Aufklärung ist es, den Patienten zu ermutigen, ein aktiver Akteur seiner Gesundheit zu werden. Indem man ihm die notwendigen Werkzeuge und Kenntnisse vermittelt, hilft man ihm, fundierte Entscheidungen zu treffen, seine Behandlung einzuhalten und ein gesundheitsförderndes Verhalten an den Tag zu legen.

Die Berücksichtigung emotionaler Bedürfnisse

Rheumatologische Erkrankungen können aufgrund ihrer oft chronischen Natur erhebliche emotionale Auswirkungen haben. Daher ist es von entscheidender Bedeutung, diese Aspekte bei der Konsultation zu erkennen und anzusprechen. Das Anbieten von psychologischer Unterstützung oder die Weiterleitung an Selbsthilfegruppen kann von Vorteil sein.

Zusammenarbeit mit anderen Fachkräften

Die Behandlung in der Rheumatologie ist häufig multidisziplinär. Daher kann die Zusammenarbeit mit anderen Gesundheitsberufen (Physiotherapeuten, Psychologen, Ergotherapeuten) die Kommunikation und die Patientenaufklärung bereichern.

Zusammenfassend lässt sich sagen, dass eine wirksame Kommunikation und eine qualitativ hochwertige Therapieerziehung im Mittelpunkt der Behandlung in der Rheumatologie stehen. Sie stärken die Beziehung zwischen Patient und Pfleger, verbessern die Therapietreue und wirken sich positiv auf die Lebensqualität des Patienten aus. Es handelt sich um einen ganzheitlichen Ansatz, der nicht nur die körperlichen Symptome, sondern auch die emotionalen, psychologischen und sozialen Bedürfnisse des Patienten berücksichtigt.

Verwaltung und Überwachung von Behandlungen

Die Verabreichung und Überwachung von Therapien ist ein entscheidender Schritt in der Behandlung von Rheumapatienten. Da die meisten rheumatologischen Erkrankungen chronisch sind, ist die Gewährleistung einer angemessenen Verabreichung und sorgfältigen Nachsorge entscheidend, um die Wirksamkeit der Behandlung zu maximieren und das Risiko von Nebenwirkungen zu minimieren.

1. Die Behandlung verstehen
Bevor Sie eine Behandlung durchführen, ist es unerlässlich, ihren Wirkmechanismus, ihre Indikationen, Kontraindikationen und potenziellen Nebenwirkungen zu kennen. Dies gilt insbesondere für die Rheumatologie, wo die Behandlungen von einfachen Entzündungshemmern bis hin zu Immunsuppressiva oder Biotherapien reichen können.

2. Erziehung des Patienten
Der erste Schritt zu einer effektiven Verabreichung ist die Aufklärung des Patienten über seine Behandlung :
- Wie und wann wird das Medikament eingenommen?
- Welche Auswirkungen sind zu erwarten?
- Was sind mögliche Nebenwirkungen?
- Wie wird das Medikament gelagert?

3. Einhaltung der Behandlung
Eines der größten Hindernisse für die Wirksamkeit der Behandlung ist die mangelnde Adhärenz des Patienten.

Eine regelmäßige Nachsorge, das Anhören der Bedenken des Patienten und eine ggf. erforderliche Anpassung der Behandlung können die Adhärenz verbessern.

4. Beobachtung der Nebenwirkungen

Rheumatologische Behandlungen können Nebenwirkungen haben, die von leicht bis schwer reichen können. Eine regelmäßige Überwachung hilft, diese frühzeitig zu erkennen und die Behandlung entsprechend anzupassen.

5. Wechselwirkungen mit anderen Medikamenten

Rheumapatienten nehmen häufig mehrere Medikamente ein. Eine sorgfältige Überwachung der Wechselwirkungen von Medikamenten ist entscheidend, um unerwünschte Wirkungen zu verhindern.

6. Untersuchungen zur Nachsorge

Einige Behandlungen erfordern regelmäßige Untersuchungen, um ihre Auswirkungen auf den Körper zu überwachen. Zum Beispiel regelmäßige Blutentnahmen, um die Leber- oder Nierenfunktion zu überwachen, oder Röntgenaufnahmen, um das Fortschreiten einer Erkrankung zu beurteilen.

7. Anpassungen der Behandlung

Abhängig von der Reaktion des Patienten oder dem Auftreten von Nebenwirkungen kann es sein, dass die Behandlung angepasst werden muss. Dies kann die Änderung der Dosis, die Zugabe eines zusätzlichen Medikaments oder den Wechsel des Medikaments umfassen.

8. Emotionale und psychologische Unterstützung

Der Umgang mit einer chronischen Krankheit kann für den Patienten emotional schwierig sein. Emotionale Unterstützung zu leisten und den Patienten ggf. an psychologische Unterstützung zu verweisen, kann ein wesentlicher Bestandteil der Nachsorge sein.

9. Arbeit im Team

Die Verabreichung und Überwachung von Behandlungen in der Rheumatologie profitiert oft von einem Teamansatz. Die Zusammenarbeit mit Apothekern, Krankenpflegern,

Physiotherapeuten, Ergotherapeuten und anderen Fachkräften kann die Betreuung bereichern und die Ergebnisse für den Patienten verbessern.

Zusammenfassend lässt sich sagen, dass die Verabreichung und Überwachung von Behandlungen in der Rheumatologie mehr ist als nur das Verschreiben eines Medikaments. Es ist ein dynamischer Prozess, der eine kontinuierliche Kommunikation mit dem Patienten, eine sorgfältige Überwachung und einen auf das allgemeine Wohlbefinden des Patienten ausgerichteten Ansatz erfordert.

Spezifische Pflegetechniken in der Rheumatologie

Die Rheumatologie verfügt als medizinisches Fachgebiet über eine Reihe eigener Techniken für die Diagnose, Behandlung und Betreuung von Erkrankungen des Bewegungsapparats. Diese Techniken, die auf die Besonderheiten der jeweiligen Erkrankung zugeschnitten sind, sind für die klinische Praxis und das Wohlbefinden der Patienten von entscheidender Bedeutung.

1. Diagnostische Techniken

- **Konventionelle Radiologie**: Dies ist oft die erste Untersuchungslinie, um Gelenke und Knochen zu visualisieren. Sie dient dazu, Anzeichen von Arthrose, Frakturen oder anderen Anomalien zu erkennen.
- **MRT (Magnetresonanztomographie)** : Sie liefert ein detailliertes Bild von Weichteilgewebe wie Knorpel, Sehnen und Bändern und ermöglicht die Diagnose von Verletzungen oder Entzündungen.
- **Muskuloskelettale Sonografie**: Sie verwendet Ultraschall, um Gelenkstrukturen sichtbar zu machen, und ist besonders nützlich, um Eingriffe wie Infiltrationen zu steuern.

Synovialflüssigkeitsanalyse: Wenn man Flüssigkeit aus einem geschwollenen Gelenk entnimmt, kann man ihre Bestandteile analysieren, um bei der Diagnose von Krankheiten wie Gicht oder einer Infektion zu helfen.

2. Techniken der Behandlung

Infiltrationen: Die direkte Verabreichung von Kortikosteroiden oder anderen Medikamenten in ein Gelenk, um Entzündungen und Schmerzen zu reduzieren. Es wird häufig bei akuten Arthritisanfällen eingesetzt.

Synovektomie: Ein chirurgisches Verfahren, bei dem die entzündliche Auskleidung eines Gelenks entfernt wird, um Schmerzen zu verringern und die Funktion zu verbessern.

Stoßwellen: Eine nichtinvasive Technik, bei der akustische Wellen zur Behandlung von Schmerzen eingesetzt werden, insbesondere bei Zuständen wie Tendinopathie.

3. Techniken der Rehabilitation und Physiotherapie

Gelenkmobilisation: Sanfte Bewegungen zur Verbesserung der Beweglichkeit und zur Verringerung der Steifheit eines Gelenks.

Muskelaufbau: Spezielle Übungen zur Stärkung der Muskeln um ein Gelenk herum, wodurch das Gelenk stabilisiert und die Schmerzen verringert werden.

Manuelle Therapie: Manuelle Techniken zur Verbesserung der Mobilität und der Funktion eines Gelenks.

Elektrotherapie: Die Verwendung von elektrischen Strömen zur Stimulierung von Muskeln oder zur Schmerzlinderung.

Hydrotherapie: Übungen im Wasser, um eine Gelenkmobilisierung mit weniger Schmerzen durch den Auftrieb zu ermöglichen.

4. Bildungs- und Präventionstechniken

Bildungsworkshops: Sitzungen, in denen die Patienten etwas über ihre Krankheit lernen, wie sie mit ihren Symptomen umgehen und ihre Lebensqualität verbessern können.

Orthesen und Hilfsmittel: Die Verwendung von Geräten zur Unterstützung eines Gelenks, zur Schmerzlinderung oder zur Verbesserung der Funktion.

In der Rheumatologie beschränkt sich die Pflege nicht auf die Diagnose oder die Behandlung von Symptomen. Es handelt sich um einen ganzheitlichen Ansatz, der darauf abzielt, die Lebensqualität des Patienten zu verbessern, seine Mobilität wiederherzustellen und Schmerzen zu reduzieren. Die angewandten Techniken werden auf jeden einzelnen Patienten abgestimmt und richten sich nach seiner Erkrankung, seinen Bedürfnissen und seinen Zielen.

Interprofessionelle Zusammenarbeit

Die Behandlung rheumatologischer Erkrankungen erfordert häufig einen interdisziplinären Ansatz, bei dem verschiedene berufliche Kompetenzen zum Einsatz kommen, um dem Patienten eine umfassende Versorgung zu bieten. Diese interprofessionelle Zusammenarbeit ist entscheidend, um die Wirksamkeit der Behandlung zu maximieren und eine optimale Lebensqualität für den Patienten zu gewährleisten.

1. Die Akteure der Zusammenarbeit

Rheumatologen: Fachärzte, die Patienten mit rheumatologischen Erkrankungen diagnostizieren, behandeln und betreuen.

Krankenpfleger in der Rheumatologie: Sie bieten direkte Pflege, schulen den Patienten, verabreichen

Behandlungen und fungieren als Verbindungsglied zwischen dem Patienten und dem Pflegeteam.

Physiotherapeuten: Sie greifen ein, um die Beweglichkeit, Kraft und Ausdauer durch angepasste Übungen und manuelle Techniken zu verbessern.

Ergotherapeuten : Sie helfen den Patienten, ihre Umgebung anzupassen, Techniken zur Schmerzminimierung zu erlernen und Hilfsmittel zur Durchführung alltäglicher Aktivitäten zu verwenden.

Apotheker: Sie beraten über die Verabreichung von Medikamenten, überwachen die Wechselwirkungen von Medikamenten und gehen auf die Sorgen der Patienten bezüglich ihrer Behandlung ein.

Psychologen/Psychiater: Sie bieten Unterstützung bei den emotionalen und mentalen Aspekten chronischer Krankheiten und helfen den Patienten, mit Stress, Angst oder Depressionen umzugehen.

Ernährungswissenschaftler: Sie beraten Patienten über eine geeignete Ernährung, um ihre Krankheit zu bewältigen und eine gute allgemeine Gesundheit zu unterstützen.

2. Vorteile der interprofessionellen Zusammenarbeit

Ganzheitliche Pflege: Jede Fachkraft bringt ihr spezifisches Fachwissen ein und bietet so eine ganzheitliche Betreuung des Patienten.

Fließende Kommunikation : Die Teammitglieder kommunizieren regelmäßig miteinander, um Informationen, Beobachtungen und Empfehlungen über den Patienten auszutauschen.

Ressourcenoptimierung: Durch die Zusammenarbeit kann das Team Doppelarbeit vermeiden und die verfügbaren Ressourcen effizient nutzen.

Verstärkte Unterstützung des Patienten : Der Patient hat Zugang zu einem erweiterten Unterstützungsnetzwerk, was die Therapietreue und die Patientenzufriedenheit verbessern kann.

3. Herausforderungen der interprofessionellen Zusammenarbeit

Koordination: Die Sicherstellung einer regelmäßigen und effektiven Kommunikation zwischen allen Mitgliedern kann eine Herausforderung sein, vor allem wenn das Team verstreut ist.

Unterschiedliche Perspektiven: Jeder Beruf hat seine eigene Perspektive und seinen eigenen Satz an Prioritäten, was manchmal zu Meinungsverschiedenheiten oder Missverständnissen führen kann.

Ressourcenbegrenzungen: Ressourcen wie Zeit oder Finanzierung können begrenzt sein, was die Zusammenarbeit behindern kann.

Die interprofessionelle Zusammenarbeit in der Rheumatologie ist ein wichtiges Bindeglied, um eine umfassende und auf den Patienten zugeschnittene Behandlung anbieten zu können. Sie erfordert Koordination, Kommunikation und gegenseitigen Respekt zwischen den verschiedenen Berufsgruppen, um effektiv und erfolgreich zu sein.

Kapitel 4 :
BEHANDLUNG HÄUFIGER RHEUMATISCHER ERKRANKUNGEN

Rheumatoide Arthritis : Pflege und Interventionen

Die rheumatoide Arthritis (RA) ist eine chronische Autoimmunerkrankung, die hauptsächlich die Gelenke befällt und zu Entzündungen, Schmerzen und schließlich zu Verformungen führt. Ihre Behandlung erfordert die Zusammenarbeit verschiedener Berufsgruppen, um eine umfassende Behandlung anzubieten, die darauf abzielt, die Symptome zu verringern, das Fortschreiten der Krankheit zu verlangsamen und die Lebensqualität zu verbessern.

1. Erste Bewertung

Anamnese und klinische Untersuchung: Erhebung von Symptomen, Krankengeschichte und Familiengeschichte sowie Beurteilung der Mobilität und der Schmerzen.

Bluttests: Zum Nachweis von Entzündungsmarkern und RA-spezifischen Antikörpern.

Bildgebung: Röntgenaufnahmen, MRT oder Ultraschall, um das Ausmaß der Gelenkschäden und das Fortschreiten der Krankheit zu beurteilen.

2. Medikamentöse Behandlung

Nichtsteroidale Entzündungshemmer (NSAIDs): Zur Verringerung von Schmerzen und Entzündungen.

Kortikoide: Werden vorübergehend zur Kontrolle von Entzündungsschüben eingesetzt.

Disease-modifying antirheumatic drugs (DMARDs) : Wie Methotrexat sind sie der Grundpfeiler der RA-Behandlung und wirken, um das Fortschreiten der Krankheit zu verlangsamen.

Biotherapien: Medikamente, die spezifisch auf bestimmte Moleküle abzielen, die an Entzündungen beteiligt sind, z. B. Anti-TNF.

3. Nicht-medikamentöse Interventionen

Physiotherapie: Angepasste Übungen, um die Mobilität zu erhalten oder zu verbessern, die Muskeln zu stärken und die Schmerzen zu verringern.

Ergotherapie: Beratung und Anpassung, um die Gelenke bei täglichen Aktivitäten zu schützen, sowie die Verwendung von Orthesen zur Unterstützung der Gelenke.

Therapieerziehung: Informiert den Patienten über seine Krankheit, die Behandlungen und darüber, wie er im Alltag am besten mit den Symptomen umgehen kann.

Psychotherapie: Bietet Unterstützung bei der Bewältigung von Stress, Angst, Depressionen oder anderen emotionalen Herausforderungen, die mit der Krankheit verbunden sind.

4. Chirurgie

Bei Patienten mit schwer geschädigten Gelenken :

Synovektomie: Entfernung der entzündlichen Auskleidung des Gelenks.

Arthroplastik: Ersatz eines beschädigten Gelenks durch eine Prothese.

Osteotomie: Neuausrichtung von Knochen zur Verringerung von Schmerzen und Verbesserung der Funktion.

5. Umfassende Betreuung

Ernährung: Diätetische Ratschläge, um ein gesundes Gewicht zu halten und die allgemeine Gesundheit zu unterstützen.

Rauchstopp: Rauchen kann die RA verschlimmern, daher ist es ratsam, mit dem Rauchen aufzuhören.

Schmerzbewältigung: Entspannungstechniken, Akupunktur oder andere ergänzende Therapien können bei der Bewältigung von Schmerzen helfen.

Die Behandlung der rheumatoiden Arthritis ist ein kontinuierlicher, mehrdimensionaler Prozess, der einen individuellen Ansatz erfordert. Mit einer frühzeitigen Intervention, einer engen Zusammenarbeit zwischen den verschiedenen Berufsgruppen und der aktiven Einbeziehung des Patienten ist es möglich, diese Krankheit wirksam zu behandeln und den Patienten eine bessere Lebensqualität zu bieten.

Ankylosierende Spondylitis

Morbus Bechterew (AS) ist eine entzündliche rheumatische Erkrankung, die hauptsächlich die Wirbelsäule und das Becken betrifft. Sie verursacht Schmerzen und Steifheit und kann in fortgeschrittenen Fällen zu einer Verschmelzung der Wirbel führen, wodurch die Beweglichkeit stark eingeschränkt wird. Die Behandlung von AS erfordert einen multidisziplinären Ansatz, um nicht nur die Symptome, sondern auch die emotionalen und sozialen Auswirkungen der Krankheit zu behandeln.

1. Die Krankheit verstehen

Ätiologie und Pathogenese: Genetische Ursprünge, die Rolle des Immunsystems und Entzündungsprozesse.

Klinische Symptome: Von schleichenden Rückenschmerzen über Wirbelsteifigkeit bis hin zu anderen extraartikulären Manifestationen.

Diagnose: Klinische, radiologische und biologische Kriterien.

2. Medikamentöse Behandlungen

Nichtsteroidale Entzündungshemmer (NSAIDs): Lindern Schmerzen und reduzieren Entzündungen.

Krankheitsmodifizierende Antirheumatika (DMARDs) : Wie Sulfasalazin, das bei peripheren Symptomen eingesetzt wird.

Biotherapien: Biologische Arzneimittel, z. B. TNF-alpha-Hemmer, die auf spezifische Moleküle abzielen, die an Entzündungen beteiligt sind.

Schmerzmittel: Analgetika und andere Medikamente zur Behandlung von Schmerzen.

3. Nicht-medikamentöse Therapieansätze

Physiotherapie: Dehnungs-, Kräftigungs- und Beweglichkeitssitzungen zur Aufrechterhaltung einer optimalen Funktion und zur Vorbeugung von Deformierungen.

Hydrotherapie: Übungen im Wasser, um die Mobilität zu erleichtern und Schmerzen zu reduzieren.

Ergotherapie: Hilft bei der Anpassung der täglichen Aktivitäten, um Schmerzen zu verringern und die Selbstständigkeit zu erhalten.

Therapieerziehung: Die Krankheit verstehen, sich an die Behandlung halten und gesundheitsbewusstes Verhalten an den Tag legen.

4. Psychosoziale Aspekte

Psychologische Unterstützung: Bewältigung von Stress, Emotionen und Herausforderungen im Zusammenhang mit einer chronischen Krankheit.

Unterstützungsnetzwerke: Selbsthilfegruppen, Online-Foren und Patientenorganisationen.

Anpassungen am Arbeitsplatz: ergonomische Anpassungen, therapeutische Teilzeitarbeit, Umschulung.

5. Mit AS im Alltag leben

Körperliche Aktivitäten: Die Bedeutung eines aktiven Lebensstils für die Gesundheit der Gelenke und die allgemeine Gesundheit.

Ernährung: Eine ausgewogene Ernährung zur Unterstützung der allgemeinen Gesundheit und möglicherweise zur Verringerung von Entzündungen.

Schlafmanagement: Strategien für einen erholsamen Schlaf trotz Schmerzen.

Die Behandlung des Morbus Bechterew erfordert ein gründliches Verständnis der Krankheit, eine enge Zusammenarbeit zwischen verschiedenen Gesundheitsfachkräften und die aktive Einbeziehung des Patienten. Mithilfe dieser Elemente ist es möglich, die Symptome in den Griff zu bekommen, das Fortschreiten der Krankheit zu verlangsamen und die Lebensqualität zu optimieren.

Arthrose

Arthrose ist eine degenerative Gelenkerkrankung, die die Qualität des Knorpels beeinträchtigt. Im Gegensatz zu Autoimmunerkrankungen wie rheumatoider Arthritis ist die Arthrose verschleiß- und altersbedingt, aber auch durch zahlreiche modifizierbare und nicht modifizierbare Risikofaktoren bedingt. Sie führt zu Schmerzen, Steifheit und Mobilitätsverlust und beeinträchtigt die Lebensqualität der Betroffenen.

1. Arthrose verstehen

Anatomie und Physiologie des Gelenks: Aufbau von Knorpel, Synovia und Knochen.

Pathogenese der Arthrose: Knorpelabbauprozess und zugrunde liegende Knochenreaktion.

Risikofaktoren: Alter, genetische Veranlagung, Übergewicht, intensive körperliche Aktivitäten, Traumata usw.

2. Symptome und Diagnose

Klinische Manifestationen: Mechanische Schmerzen, Morgensteifigkeit, Knacken, Verformungen.

Diagnostische Mittel: Röntgenaufnahmen, MRT, klinische Beurteilung.

Unterscheidung von anderen Krankheiten : Unterscheidung der Osteoarthritis von anderen rheumatologischen Erkrankungen.

3. Medikamentöse Behandlung von Osteoarthritis

Analgetika: Paracetamol, nichtsteroidale Entzündungshemmer (NSAIDs) usw.

Topische Behandlungen: Cremes und Gele auf NSAR-Basis.

Intraartikuläre Injektionen: Hyaluronsäure, Kortikosteroide.

4. Nicht-medikamentöse Interventionen

Physiotherapie: Übungen zur Stärkung, Dehnung und Mobilisierung.

Gewichtsverlust: Falls nötig, um den Druck auf die tragenden Gelenke zu verringern.

Orthesen und technische Hilfsmittel: Gehstock, Einlagen, Hand- oder Knieorthesen.

Ergänzende Techniken: Akupunktur, Chiropraktik, Massagen.

5. Chirurgie

Arthroskopie: Chirurgische Reinigung des Gelenks.

Osteotomie: Chirurgische Neuausrichtung zur Korrektur von Fehlstellungen.

Arthroplastik: Vollständiger oder teilweiser Ersatz eines Gelenks (z. B. Hüft- oder Knieprothese).

6. Leben mit Osteoarthritis im Alltag

Selbstmanagement von Schmerzen: Entspannungstechniken, Stressmanagement.

Ernährung: Ausgewogene Ernährung, Nahrungsergänzungsmittel (Glucosamin, Chondroitin).

Körperliche Aktivität aufrechterhalten: Auswahl geeigneter Aktivitäten wie Schwimmen oder Radfahren.

Emotionale Bewältigung: Psychologische Unterstützung, Gesprächsgruppen.

Obwohl Arthrose eine degenerative Erkrankung ist, bedeutet sie kein unabwendbares Schicksal. Mit einem aufgeklärten Verständnis der Krankheit, einer angemessenen Behandlung, gesunden Lebensentscheidungen und einer proaktiven Einstellung ist es durchaus möglich, mit Arthrose zu leben, ihre Auswirkungen zu minimieren und eine zufriedenstellende Lebensqualität zu erhalten.

Systemischer Lupus erythematodes

Der systemische Lupus erythematodes, besser bekannt als Lupus, ist eine komplexe Autoimmunkrankheit, bei der das Immunsystem gesundes Körpergewebe angreift. Sie kann viele Organe befallen, und ihre Erscheinungsformen sind sehr vielfältig, was die Diagnose und Behandlung von Lupus oft besonders schwierig macht. Dennoch kann ein multidimensionaler Ansatz den Patienten helfen, die Krankheit wirksam zu bewältigen und ihre Lebensqualität zu verbessern.

1. LED verstehen
   Pathogenese: Die an der Autoaggression beteiligten Immunmechanismen.
   Auslöser und Risikofaktoren: Umweltbelastungen, Genetik, Hormone und Infektionen.
2. Symptome und Diagnose
   Klinische Manifestationen: Hautausschlag, Müdigkeit, Gelenkschmerzen, Fieber, Nierenschäden und mehr.
   Diagnostische Kriterien: Kombination von Symptomen, Bluttests und Biopsien.
3. Behandlungen von Lupus
   Entzündungshemmende Medikamente: NSAR zur Behandlung von Schmerzen und Entzündungen.

Antimalariamittel: Wie Hydroxychloroquin, das häufig gegen Haut- und Gelenksymptome eingesetzt wird.

Immunsuppressiva: Medikamente, die die Aktivität des Immunsystems reduzieren.

Steroide: Um schwere Schübe zu kontrollieren und die Entzündung zu reduzieren.

4. Leben mit Lupus im Alltag

Umgang mit Schüben: Erkennen von Warnzeichen und Anpassen des Lebensstils.

Sonnenschutz: Vermeiden Sie Hautausschläge und minimieren Sie Schübe.

Diätetik und Ernährung: Eine entzündungshemmende Ernährung einnehmen, mit den Nebenwirkungen von Medikamenten umgehen.

5. Mögliche Komplikationen

Nierenbeteiligung: Lupusnephritis und regelmäßige Nachsorge.

Herz-Kreislauf-Probleme: Erhöhtes Risiko für Atherosklerose und Herzerkrankungen.

Komplikationen während der Schwangerschaft: Präkonzeptionelles Management und engmaschige Nachsorge.

6. Emotionaler und psychosozialer Aspekt

Psychologische Unterstützung: Umgang mit Stress, Angst und Depressionen, die oft mit der Krankheit einhergehen.

Selbsthilfenetzwerke: Selbsthilfegruppen, Online-Foren und Vereinigungen, die sich mit Lupus beschäftigen.

7. Forschung und zukünftige Fortschritte

Neue Therapien : Biologische Medikamente und Therapien in der Entwicklung.

Klinische Forschung: Wie wichtig es ist, an Studien teilzunehmen, um das Verständnis der Krankheit zu verbessern.

Der Ansatz bei systemischem Lupus erythematodes muss ganzheitlich sein. Sie erfordert nicht nur eine angemessene medizinische Versorgung, sondern auch eine Aufklärung der Patienten, damit sie ihre Krankheit verstehen und fundierte Entscheidungen treffen können. Mit der richtigen Unterstützung und den richtigen Ressourcen ist es möglich, mit Lupus zu leben und gleichzeitig eine gute Lebensqualität zu erhalten.

Tropfen
und andere mikrokristalline Arthropathien

Mikrokristalline Arthropathien umfassen eine Reihe von Gelenkerkrankungen, die durch die Bildung und Ablagerung von Kristallen in den Gelenken und im Weichgewebe verursacht werden. Am häufigsten ist die Gicht, die durch Uratkristalle verursacht wird, aber auch andere, wie die Chondrokalzinose (verursacht durch Kalziumpyrophosphatkristalle), sind von Bedeutung.

1. Gicht: Der König der mikrokristallinen Arthropathien
   Pathophysiologie: Die Überproduktion oder unzureichende Ausscheidung von Harnsäure.
   Risikofaktoren: Ernährung, Genetik, Medikamente, Begleiterkrankungen.
   Charakteristische Symptome: Akute Anfälle von Schmerzen, Rötung, Hitze und Schwellung, oft am großen Zeh.
2. Chondrokalzinose und andere
   Chondrokalzinose verstehen: Bildung von Kalziumpyrophosphatkristallen.
   Symptomatologie: Ähnlichkeiten und Unterschiede zur Gicht.
3. Diagnose und Bildgebung
   Klinische Untersuchung: Geschichte der Anfälle, betroffene Bereiche.

- **Bildgebung**: Röntgen, Ultraschall, MRT.
- **Analyse der Synovialflüssigkeit**: Direkte Identifizierung der Kristalle.

4. Behandlung von Gicht
- **Akute Phase**: NSAR, Colchicin, Kortikosteroide.
- **Vorbeugung von Anfällen**: Allopurinol, Febuxostat.
- **Ernährungstipps**: Vermeiden Sie purinreiche Lebensmittel, fördern Sie das Trinken von Wasser.

5. Behandlung anderer mikrokristalliner Arthropathien
- **Symptomatische Behandlung**: Schmerzlinderung, Physiotherapie.
- **Medizinische Eingriffe**: In einigen Fällen Absaugen der Kristalle, Injektionen von Kortikosteroiden.

6. Leben mit mikrokristalliner Arthropathie
- **Krisenmanagement**: Frühwarnzeichen erkennen, einen Aktionsplan haben.
- **Anpassung des Lebensstils**: Ernährungsberatung, Aufrechterhaltung des Flüssigkeitshaushalts, angepasste körperliche Aktivität.

7. Jüngste Fortschritte und Forschung
- **Neue Medikamente** : Therapeutische Ansätze, die auf spezifische Mechanismen abzielen.
- **Klinische Forschung**: Aktuelle Studien und Zukunftsperspektiven.

Mikrokristalline Arthropathien können trotz ihrer schmerzhaften Natur durch eine Kombination aus Medikamenten, diätetischen Maßnahmen und Physiotherapie erfolgreich behandelt werden. Ein umfassendes Verständnis dieser Erkrankungen in Verbindung mit einer proaktiven Behandlung ermöglicht es den Patienten, ein aktives und erfülltes Leben zu führen.

Kapitel 5 :
UMGANG MIT SCHMERZEN
UND WOHLBEFINDEN

Bewertung von Schmerzen :
Werkzeuge und Techniken

Schmerz ist ein komplexes und subjektives Symptom, das von Mensch zu Mensch stark variiert. Für Angehörige der Gesundheitsberufe ist die Bewertung von Schmerzen ein entscheidender Schritt, um eine angemessene Behandlung anzubieten und die Lebensqualität der Patienten zu verbessern. Diese Beurteilung beruht nicht nur auf einer körperlichen, sondern auch auf einer psychologischen, sozialen und emotionalen Dimension.

1. Die multifaktorielle Natur des Schmerzes
   Arten von Schmerzen: akut vs. chronisch, nozizeptiv vs. neuropathisch, somatisch vs. viszeral.
   Zugrunde liegende Mechanismen : Verständnis der Schmerzwege und der Wirkungsmechanismen.
2. Kommunikation mit dem Patienten
   Die Bedeutung des Zuhörens: Schaffen Sie ein Umfeld, das den Ausdruck fördert.
   Vermeidung von Vorurteilen : Erkennen und Überwinden von Stereotypen, die mit Schmerzen in Verbindung gebracht werden.
3. Quantitative Bewertungsinstrumente
   Visuelle Analogskalen (VAS): Von "kein Schmerz" bis "unerträglicher Schmerz".
   Einfache verbale Skala: Verwendung qualitativer Begriffe wie "leicht", "mäßig", "schwer".
   Numerische Schmerzskala: Notieren Sie den Schmerz von 0 bis 10.

4. Qualitative Bewertungsinstrumente

Fragebögen und Inventare: McGill Pain Questionnaire, Brief Pain Inventory.

Schmerztagebücher: Ein regelmäßiges Monitoring, um Schwankungen und Auslöser zu notieren.

5. Bewertung von Schmerzen bei bestimmten Bevölkerungsgruppen

Kinder : Angepasste Skalen wie die Faces Pain Scale-Revised.

Ältere Menschen : Berücksichtigung kognitiver Beeinträchtigungen, vereinfachte Skalen.

Nicht kommunikative Patienten: Verhaltensbeobachtungen, Skalen wie PAINAD (Pain Assessment in Advanced Dementia).

6. Bewertung der psychologischen und emotionalen Dimensionen

Angst und Depression: Spezifische Instrumente wie die HADS-Skala (Hospital Anxiety and Depression Scale).

Auswirkungen auf die Lebensqualität: Skalen zur Bewertung der gesundheitsbezogenen Lebensqualität.

7. Die Rolle von Bildern und Technologie

Magnetresonanztomografie (MRT): Visualisierung der schmerzbezogenen Gehirnaktivität.

Biofeedback: Nutzung physiologischer Signale zur Schmerzbehandlung.

8. Integration der Ergebnisse und Aktionsplan

Zusammenfassung der Informationen: Kombination von qualitativen und quantitativen Bewertungen.

Erstellen eines Betreuungsplans: Auf die Bedürfnisse und Vorlieben des Patienten abgestimmt.

Die Beurteilung von Schmerzen erfordert einen ganzheitlichen Ansatz, der das individuelle Erleben des Patienten sowie die physiologischen, psychologischen und sozialen Dimensionen berücksichtigt. Dank einer sorgfältigen Beurteilung können Angehörige der Gesundheitsberufe geeignete Behandlungsmethoden vorschlagen und so das Wohlbefinden der Patienten erheblich verbessern.

Pharmakologische Techniken und nicht-pharmakologische

In der modernen Medizin ist anerkannt, dass die Behandlung von Schmerzen einen multimodalen Ansatz erfordert. Durch die Kombination von pharmakologischen und nicht-pharmakologischen Techniken können Pflegekräfte Patienten mit unterschiedlichen Schmerzen optimal betreuen.

1. Pharmakologische Techniken: Medikamente verstehen

Nicht-opioide Analgetika: Paracetamol, NSAR (nicht-steroidale entzündungshemmende Medikamente)

Opioide: Kodein, Morphin, Oxycodon.

Adjuvantien: Antidepressiva, Antikonvulsiva bei neuropathischen Schmerzen.

Topisch: Gele, Salben, Pflaster (wie das Lidocain-Pflaster).

Nervenblockaden und Infiltrationen : Lokalanästhetika, Kortikosteroide.

2. Nicht-pharmakologische Techniken: Das Spektrum der Interventionen

Physikalische Therapien :

Physiotherapie: Mobilisierung, Streckung, Kräftigung.

Wärme- und Kältetherapie: Heiße oder kalte Kompressen, Bäder.

Elektrotherapie: TENS (transkutane elektrische Nervenstimulation), Ultraschall.

Kognitive Verhaltenstherapien (KVT) :

Stressbewältigungstherapie: Entspannungstechniken, geführte Visualisierung.

Kognitive Umstrukturierung: Negative Gedanken durch positive ersetzen.

Körperpsychotherapeutische Interventionen :

Akupunktur und Akupressur: Stimulation bestimmter Punkte zur Schmerzlinderung.

Meditation und Achtsamkeit: Atemtechniken, Fokus auf den gegenwärtigen Moment.

Biofeedback: Lernen, Körperfunktionen zu kontrollieren, um Schmerzen zu reduzieren.

Manuelle Therapien :

Therapeutische Massage: Verschiedene Techniken zur Entspannung der Muskeln und zur Verbesserung der Durchblutung.

Chiropraktik und Osteopathie: Manipulationen, um das Skelett neu auszurichten und die Mobilität zu verbessern.

Ergänzende Interventionen :

Aromatherapie: Verwendung von ätherischen Ölen zur Linderung von Schmerzen und Stress.

Kunst- und Musiktherapie: Kreativer Ausdruck für das Wohlbefinden.

3. Kombination von Techniken: Eine individuelle Behandlung

Ersteinschätzung: Bestimmen Sie die Ursache des Schmerzes und die Bedürfnisse des Patienten.

Integrierter Behandlungsplan: Kombinieren Sie geeignete pharmakologische und nicht-pharmakologische Interventionen.

Regelmäßige Neubewertung: Anpassung des Behandlungsplans an das Ansprechen des Patienten.

Durch die Kombination pharmakologischer Techniken mit nicht-pharmakologischen Methoden ist es möglich, eine ganzheitliche Schmerzbehandlung anzubieten. Dieser Ansatz erkennt den multifaktoriellen Charakter von Schmerzen an und bietet den Patienten eine Reihe von Instrumenten zur Verbesserung ihrer Lebensqualität.

Die Rolle des Krankenpflegers in der Rehabilitation

Rehabilitation ist ein dynamischer Prozess, der es einer Person ermöglichen soll, nach einer Krankheit, Operation oder Verletzung ihr Funktionsniveau wiederzuerlangen oder zu optimieren. Der Krankenpfleger, der im Mittelpunkt dieses Prozesses steht, spielt eine wesentliche Rolle bei der Begleitung, Erziehung und Betreuung des Patienten.

1. Ersteinschätzung und kontinuierliche Überwachung

Beurteilung der Bedürfnisse des Patienten: Erkennen Sie funktionelle, emotionale und soziale Defizite.

Überwachung des Fortschritts : Beobachten und Dokumentieren von Verbesserungen oder potenziellen Komplikationen.

Anpassung des Pflegeplans: Ändern Sie die Interventionen entsprechend der Entwicklung des Patienten.

2. Patientenaufklärung und -schulung

Selbstpflege: Dem Patienten beibringen, wie er mit seiner Medikation, seinen Verbänden oder seiner speziellen Ernährung umgeht.

Therapeutische Übungen: Unterrichten von Bewegungen oder Übungen zur Verbesserung der Beweglichkeit und Kraft.

Schmerzbehandlung: Informieren Sie über pharmakologische und nicht-pharmakologische Methoden zur Schmerzbehandlung.

Vorbeugung von Komplikationen: Über Warnzeichen und vorbeugende Maßnahmen aufklären.

3. Psychosoziale und emotionale Unterstützung

Aktives Zuhören: Einen sicheren Raum bereitstellen, in dem der Patient seine Ängste und Bedenken äußern kann.

Verweis auf Ressourcen: Vorschlagen von Selbsthilfegruppen, Therapien oder spezialisierten Fachkräften.

Motivationsförderung: Den Patienten ermutigen, sich aktiv an seiner Rehabilitation zu beteiligen.

4. Koordination der Pflege

Interprofessionelle Zusammenarbeit: Arbeiten Sie im Team mit Physiotherapeuten, Ergotherapeuten, Psychologen usw. zusammen.

Entlassungsplanung: Stellen Sie sicher, dass der Patient zu Hause alle notwendige Unterstützung erhält, oder verweisen Sie ihn an geeignete Einrichtungen (Rehabilitationszentrum usw.).

Nachsorge nach dem Krankenhausaufenthalt: Organisieren Sie Nachsorgebesuche, um zu überprüfen, ob sich der Patient an seine Umgebung gewöhnt hat.

5. Förderung von Autonomie und Unabhängigkeit

Bewältigungsstrategien: Schlagen Sie Hilfsmittel und Methoden vor, um die täglichen Aktivitäten zu erleichtern.

Personalisierte Interventionen : Den Pflegeplan an die Bedürfnisse und Wünsche des Patienten anpassen.

6. Aktualisierung des Wissens und Weiterbildung

Wissenschaftliche Beobachtung: Sich über die neuesten Forschungsergebnisse und Innovationen im Bereich der Rehabilitation auf dem Laufenden halten.

Spezielle Schulungen: Nehmen Sie an Seminaren, Schulungen oder Workshops teil, um Ihre Fähigkeiten zu vertiefen.

Der Krankenpfleger ist ein zentraler Pfeiler im Rehabilitationsprozess. Durch sein Fachwissen, sein Zuhören und seine Fähigkeit, die Pflege zu koordinieren, begleitet er den Patienten bei seinem Streben nach Erholung, Autonomie und Wohlbefinden. Seine beruhigende Präsenz und seine fachliche und zwischenmenschliche Kompetenz machen ihn zu einem unverzichtbaren Akteur in der Rehabilitation.

Die Bedeutung des Gleichgewichts zwischen Berufs- und Privatleben

In einer Zeit, in der Schnelligkeit, Produktivität und Hypervernetzung dominieren, kann die Grenze zwischen Berufs- und Privatleben zunehmend verschwommen erscheinen. Ein Gleichgewicht zwischen diesen beiden Welten zu erreichen, ist jedoch entscheidend für die Erhaltung der Gesundheit, der Lebensqualität und der nachhaltigen Leistungsfähigkeit am Arbeitsplatz.

1. Erhalt der körperlichen und geistigen Gesundheit

Vermeidung von Erschöpfung: Ständiges Arbeiten ohne Erholungszeit kann zu Burnout, einer schweren psychischen Notlage, führen.

Stressbewältigung: Durch Ausgeglichenheit kann Stress, der für viele Krankheiten verantwortlich ist, besser bewältigt und abgebaut werden.

Stärkung des Immunsystems: Eine gute Work-Life-Balance fördert einen guten Schlaf, der für ein starkes Immunsystem unerlässlich ist.

2. Förderung der Beziehungsqualität

Qualitätszeit mit Angehörigen: Besondere Momente mit der Familie und Freunden zu verbringen, stärkt die Bindung und bietet Momente des Auftankens.

Persönliche Entwicklung: Zeit für sich selbst zu haben ermöglicht es Ihnen, Ihre Leidenschaften zu pflegen, zu lernen und als Individuum zu wachsen.

3. Steigerung der Produktivität und Kreativität am Arbeitsplatz

Erholung und Revitalisierung: Ein ausgeruhter Geist ist wacher, kreativer und leistungsfähiger.

Abstand gewinnen: Sich zeitweise von der Arbeit zu lösen, bietet eine bessere Perspektive und hilft bei der Entscheidungsfindung.

4. Beitrag zu einem besseren Selbstwertgefühl

Zufriedenheit und Erfüllung: Wenn es gelingt, zwischen beruflichen Verpflichtungen und persönlichem Vergnügen zu jonglieren, stärkt dies das Gefühl von Kompetenz und Effektivität.

Bestätigung der eigenen Werte: Die bewusste Entscheidung, Zeit für das eigene Leben aufzuwenden, bekräftigt die Bedeutung, die der eigenen Gesundheit, den Angehörigen und den Leidenschaften beigemessen wird.

5. Prävention von Berufsrisiken

Fehlerreduktion: Müdigkeit und anhaltender Stress können das Risiko von Fehlern bei der Arbeit erhöhen.

Aufrechterhaltung des beruflichen Engagements: Indem Überlastung und Erschöpfung vermieden werden, bleiben die Motivation und die Bindung an den Beruf stärker erhalten.

6. Flexibilität und Anpassungsfähigkeit

Umgang mit unvorhergesehenen Ereignissen : Mit einem guten Gleichgewicht können Sie besser mit unvorhergesehenen Ereignissen umgehen, seien sie beruflicher oder privater Natur.

Reaktionsfähigkeit und Innovation: Ausgeglichenheit bietet eine offenere Geisteshaltung, die auf neue Möglichkeiten oder Arbeitsmethoden reagiert.

Um dieses Gleichgewicht zu erreichen, ist es wichtig, Grenzen zu setzen, Nein sagen zu lernen, sich Entspannungsmomente zu gönnen und die eigenen Bedürfnisse zu erkennen. Es ist ein aktiver Prozess, der regelmäßige Selbstbeobachtung erfordert, aber die Vorteile sowohl für den Einzelnen als auch für die Gesellschaft sind unermesslich.

Kapitel 6 :
ETHISCHE HERAUSFORDERUNGEN UND BERUFSTÄTIGE

Informierte Zustimmung und Autonomie des Patienten

Im medizinischen Bereich beschränkt sich die Betreuung des Patienten nicht mehr auf die einfache Verschreibung von Behandlungen. Sie ist nun Teil eines ganzheitlichen Ansatzes, der den Einzelnen als Hauptakteur seiner Gesundheit anerkennt. Im Mittelpunkt dieser Vision stehen die informierte Zustimmung und die Autonomie des Patienten.

1. Verständnis der informierten Zustimmung
   Definition: Die Einwilligung nach Aufklärung ist die freiwillige und informierte Zustimmung eines Patienten, sich einem medizinischen Eingriff zu unterziehen, nachdem er die Risiken, den Nutzen, die Alternativen und die möglichen Folgen verstanden hat.
   Wesentliche Elemente: Umfassende Information, Verständnis, Entscheidungsfähigkeit und keine Nötigung.
2. Bedeutung der Patientenautonomie
   Achtung der Person: Jeder Mensch hat das Recht, Entscheidungen über seinen Körper und seine Gesundheit zu treffen.
   Vertrauen und Zusammenarbeit: Die Wertschätzung von Autonomie stärkt das Vertrauensverhältnis zwischen Gesundheitsfachkräften und Patienten.

3. Kommunikation als Schlüsselelement der Zustimmung

Klarheit und Ehrlichkeit: Präsentieren Sie Informationen auf transparente Weise und vermeiden Sie medizinischen Jargon.

Aktives Zuhören: Sich Zeit nehmen, um sich die Sorgen und Fragen des Patienten anzuhören.

Validierung des Verständnisses: Stellen Sie sicher, dass der Patient alle Informationen erfasst hat.

4. Ethische und rechtliche Herausforderungen

Schutz des Patienten : Die Einwilligung nach Aufklärung soll den Patienten vor unerwünschten oder missverstandenen Eingriffen schützen.

Ärztliche Verantwortung: Wenn keine informierte Einwilligung vorliegt, können Angehörige der Gesundheitsberufe rechtlich zur Verantwortung gezogen werden.

5. Die Grenzen der informierten Zustimmung

Entscheidungsfähigkeit: Einige Patienten haben möglicherweise Schwierigkeiten, Entscheidungen zu verstehen oder zu treffen (Kinder, Menschen mit kognitiven Beeinträchtigungen usw.).

Sozialer oder familiärer Druck: Der Patient kann Druck von außen empfinden, der seine Entscheidung beeinflusst.

6. Die Stellung der Familie und der Angehörigen

Emotionale Unterstützung: Angehörige können bei der Entscheidungsfindung eine unterstützende Rolle spielen.

Entscheidungssubstitut: In Situationen, in denen der Patient nicht in der Lage ist, seine Zustimmung zu geben, kann ein Angehöriger gebeten werden, dies in seinem Namen zu tun.

7. Behandlungsverweigerung und Autonomie

Respektieren der Entscheidung des Patienten: Auch wenn es gegen die medizinischen Empfehlungen verstößt, muss die Ablehnung respektiert werden.

Aufklärung über die **Folgen**: Es ist äußerst wichtig, den Patienten über die Risiken aufzuklären, die mit seiner Ablehnung verbunden sind.

Die Achtung der informierten Zustimmung und der Autonomie des Patienten ist ein Grundpfeiler der heutigen Medizin. Sie spiegelt eine Berufsethik wider, die sich auf die Würde, die Rechte und das Wohlergehen des Einzelnen konzentriert und gleichzeitig die Qualität der Versorgung und die Beziehung zwischen Patient und Pflegekraft stärkt.

Vertraulichkeit und Verwaltung sensible Informationen

Im Zentrum der Beziehung zwischen Gesundheitsfachkräften und Patienten ist die Vertraulichkeit ein Grundpfeiler. Sie gewährleistet nicht nur die Wahrung der Rechte des Patienten, sondern stärkt auch das Vertrauen, das für eine optimale Behandlung unerlässlich ist. In einer zunehmend digitalisierten Welt wird auch der Umgang mit sensiblen Informationen zu einer großen Herausforderung.

1. Vertraulichkeit: Definition und Umfang
   Essenz der Vertraulichkeit: Die Garantie, dass die persönlichen und medizinischen Informationen eines Patienten privat bleiben und nicht ohne seine Zustimmung weitergegeben werden.
   Rechtliche und ethische Verpflichtungen: In vielen Ländern gelten strenge rechtliche Standards für die medizinische Schweigepflicht.
2. Sensible Informationen: Was und Warum?
   Art der Daten : Persönliche Details, Krankengeschichte, Diagnosen, Behandlungen, Testergebnisse...

Bedeutung des Schutzes: Wahrung der Privatsphäre, Verhinderung von Diskriminierung, Aufrechterhaltung des Vertrauens zwischen Patient und Pfleger.

3. Kommunikation und Informationsaustausch

Mit anderen Angehörigen der Gesundheitsberufe: Unter Beachtung der medizinischen Notwendigkeit und unter Gewährleistung der Vertraulichkeit.

Mit der Familie und den Angehörigen: Nach den Wünschen des Patienten und unter Beachtung seiner Anweisungen.

4. Risiken und Bedrohungen für die Privatsphäre

Zufällige Verletzungen: Menschliche Fehler, unordentliche Akten, unvorsichtige Diskussionen.

Technologische Bedrohungen: Cyberangriffe, unberechtigter Zugriff, Malware.

5. Maßnahmen zum Schutz sensibler Informationen

Physische Sicherheitsprotokolle: Gesperrte Ordner, zugriffsbeschränkte Bereiche.

Digitale Sicherheit: Verschlüsselung, Firewall, Zwei-Faktor-Authentifizierung, regelmäßige Schulungen der Mitarbeiter zu bewährten Verfahren.

6. Die Rechte der Patienten

Zugang zu ihren Daten : Patienten haben das Recht, ihre medizinischen Informationen einzusehen und ggf. zu berichtigen.

Recht auf Vergessenwerden: In einigen Rechtsordnungen können Patienten die Löschung bestimmter Daten verlangen.

7. Zukünftige Herausforderungen für die Privatsphäre

Künstliche Intelligenz und Medizin: Wie kann man bei der zunehmenden Verwendung von Algorithmen die Vertraulichkeit gewährleisten?

Interoperabilität von Gesundheitssystemen: In dem Maße, in dem Systeme miteinander kommunizieren, wie kann sichergestellt werden, dass die Vertraulichkeit nicht gefährdet wird?

8. Sensibilisierung und Ausbildung

Rolle der Gesundheitseinrichtungen: Schulung des Personals in Bezug auf Risiken und bewährte Verfahren.

Verantwortung der Patienten : Obwohl die Hauptlast bei den Fachkräften liegt, müssen auch die Patienten über die Bedeutung der Vertraulichkeit und ihre Rechte aufgeklärt werden.

Die Gewährleistung der Vertraulichkeit und der sicheren Verwaltung sensibler Informationen ist nicht nur eine gesetzliche oder berufliche Verpflichtung. Es ist vor allem eine moralische Pflicht gegenüber jedem Einzelnen, die gewährleistet, dass seine Würde, seine Integrität und sein Vertrauen in jeder Phase seiner medizinischen Versorgung respektiert und geschützt werden.

Teamarbeit : Zusammenarbeit, Kommunikation und Konflikte

Im medizinischen Bereich, wie auch in vielen anderen Bereichen, ist Teamarbeit unumgänglich. Ein Patient wird nicht einfach nur von einer medizinischen Fachkraft betreut, sondern von einem ganzen Team, das mit seinen unterschiedlichen Eigenheiten und Kompetenzen für eine optimale Versorgung sorgt. Diese Teamdynamik ist bereichernd, kann aber auch Herausforderungen mit sich bringen. Lassen Sie uns einen genaueren Blick auf die Hintergründe der Teamarbeit werfen.

1. Das Wesen der Zusammenarbeit

Synergie der Kompetenzen: Die Summe der individuellen Kompetenzen schafft überlegenes kollektives Fachwissen.

Aufteilung von Verantwortlichkeiten: Eine ausgewogene Aufgabenverteilung steigert die Effizienz und verringert die Arbeitsbelastung.

2. Kommunikation als Grundstein der Teamarbeit

Klarer und regelmäßiger Austausch: Ermöglicht eine bessere Koordination und Antizipation von Bedürfnissen.

Konstruktives Feedback: Fördert das gegenseitige Lernen und die kontinuierliche Verbesserung.

3. Die verschiedenen Rollen in einem medizinischen Team

Führung: Richtet das Team auf klare Ziele aus und motiviert die Mitglieder.

Unterstützung und Beratung: Bietet fachspezifische Expertise und leitet bei der Entscheidungsfindung an.

Koordination: Sorgt dafür, dass das Team logistisch und organisatorisch reibungslos funktioniert.

4. Konfliktmanagement: Eine unvermeidbare, aber zu bewältigende Herausforderung

Warnsignale erkennen: Spannungen, Missverständnisse und Frustration können auf einen latenten Konflikt hinweisen.

Lösungstechniken: Mediation, aktives Zuhören, Suche nach Kompromissen.

5. Der Stellenwert von Empathie und Wohlwollen

Individuelle Perspektiven verstehen: Jedes Mitglied hat seine eigenen Erfahrungen und Sichtweisen.

Den Beitrag jedes Einzelnen wertschätzen: Erkennen Sie den Wert und die Bedeutung jeder Rolle an.

6. Die Herausforderungen der Teamarbeit

Kulturelle und generationelle Unterschiede: Vielfalt kann die Kommunikation bereichern, aber auch erschweren.

Gleichgewicht zwischen Autonomie und Zusammenhalt: Wie kann man zusammenarbeiten und gleichzeitig die Unabhängigkeit der einzelnen Fachkräfte bewahren?

7. Moderne Werkzeuge, die die Zusammenarbeit erleichtern

Kommunikationstechnologien: Videokonferenzen, Projektmanagementsoftware.

Schulungen und Workshops: Teambuilding, Kommunikationstechniken, Konfliktmanagement.

8. Der Erfahrungsrückfluss (REX)

Erfolge und Misserfolge analysieren: Eine kollektive Reflexion, um sich zu verbessern.

Einen proaktiven Ansatz verfolgen: Probleme antizipieren statt reagieren.

Die Teamarbeit im medizinischen Bereich ist ein komplexes Ballett aus Interaktionen, Kompetenzen und Persönlichkeiten. Wenn sie gut inszeniert ist, kann sie zu einer außergewöhnlichen Patientenversorgung, beruflicher Zufriedenheit und Innovationen führen. Doch wie jedes Ballett erfordert es Koordination, Kommunikation und manchmal auch Anpassungen auf dem Weg. Letztendlich ist eine erfolgreiche Zusammenarbeit sowohl eine Kunst als auch eine Wissenschaft.

Kapitel 7 :
DIAGNOSETECHNIKEN
IN DER RHEUMATOLOGIE

Die Anamnese und die körperliche Untersuchung

Vor jeder Intervention oder therapeutischen Entscheidung ist ein gründliches Verständnis des Gesundheitszustands eines Patienten unerlässlich. Dieses Verständnis beruht zum großen Teil auf zwei grundlegenden Elementen: der Anamnese und der körperlichen Untersuchung. Zusammen bilden sie die Grundlage, auf der die Gesundheitsfachkraft ihre Diagnose stellt und einen Behandlungsplan erstellt.

1. Die Anamnese: Die Erzählung des Patienten

Die Bedeutung der Krankengeschichte: Der Patient ist die erste Informationsquelle. Seine Erzählung liefert wertvolle Einblicke in die Entwicklung seiner Situation.

Strukturierte Fragen: Fragen Sie nach der Krankengeschichte, eingenommenen Medikamenten, Allergien, Lebensgewohnheiten, Familiengeschichte.

2. Aktives Zuhören

Ein wichtiges Hilfsmittel: Auf die Worte des Patienten achten, aber auch auf das, was nicht gesagt wird, auf Emotionen und Zögern.

Kommunikation fördern: Stellen Sie offene Fragen, formulieren Sie um, um das Verständnis zu bestätigen, versichern Sie die Vertraulichkeit.

3. Körperliche Untersuchung: Beobachten und Abtasten

Allgemeine Untersuchung: Beobachtung des Allgemeinzustands, der Haut, der Schleimhäute und der Körperhaltung.

Die spezifische Untersuchung: Konzentrieren Sie sich auf das Organ oder System, das von den beschriebenen Symptomen betroffen ist (z. B. Gelenkuntersuchung in der Rheumatologie).

4. Die Tools der Prüfung

- **Stethoskop**: Hört auf Herz-, Atem- und Darmgeräusche.
- **Taschenlampe und Ophthalmoskop**: Untersuchung von Hals, Ohren und Augen.
- **Blutdruckmessgerät**: Messung des Blutdrucks.

5. Die Bedeutung der medizinischen Berührung

- **Palpation**: Die Organe ertasten, mögliche Massen, Anomalien oder Schmerzen erkennen.
- **Perkussion**: Beurteilt die Größe, Position und Konsistenz der inneren Organe.

6. Dokumentation und Dolmetschen

- **Führen Sie eine genaue Krankenakte**: Notieren Sie die gesammelten Informationen, die gemachten Beobachtungen und die diagnostischen Hypothesen.
- **Klinische Reflexion**: Die Anamnese und die klinischen Zeichen in Beziehung setzen, um die Diagnose zu lenken.

7. Grenzen und Zusatzinformationen

- **Bildgebende Verfahren**: Röntgen, Ultraschall, MRT, um die Beurteilung zu verfeinern.
- **Labortests**: Blutanalysen, Biopsien, um eine Diagnose zu bestätigen oder zu widerlegen.

8. Die Einbeziehung des Patienten

- **Empowerment**: Den Patienten ermutigen, selbst Akteur seiner Gesundheit zu sein, Fragen zu stellen und Bedenken anzusprechen.
- **Bildung**: Erklären Sie den Ablauf der Untersuchung, die nächsten Schritte und die klinische Argumentation.

Die Anamnese und die körperliche Untersuchung sind weit mehr als nur protokollarische Schritte. Sie verkörpern die Begegnung zwischen Patient und medizinischem Fachpersonal, ein Bündnis, das für das Verständnis, die

Diagnose und letztendlich die Behandlung von Krankheiten unerlässlich ist. In diesem Prozess zählt jedes Detail und jede Beobachtung, jedes ausgetauschte Wort bereichert die klinische Reflexion.

Medizinische Bildgebung : Röntgenaufnahmen, MRT und Ultraschall

Die Entwicklung der medizinischen Bildgebung in den letzten Jahrzehnten hat die klinische Praxis revolutioniert und es medizinischem Fachpersonal ermöglicht, das Innere des menschlichen Körpers mit beispielloser Genauigkeit zu erforschen. Von einfachen Röntgenaufnahmen bis hin zu detaillierten Bildern, die von MRT und Ultraschall geliefert werden, bietet die medizinische Bildgebung einen beispiellosen Einblick in die Struktur und Funktion von Gewebe und Organen.

1. Radiographie: Röntgens Erbe
   Prinzip und Verwendung: Die Verwendung von Röntgenstrahlen zur Darstellung von inneren Strukturen, insbesondere von Knochen.
   Häufige Indikationen: Knochenbrüche, Knocheninfektionen, Gelenkkontrollen.
   Vorsichtsmaßnahmen und Einschränkungen : Strahlenbelastung, weniger geeignet für Weichgewebe.
2. Magnetresonanztomographie (MRT)
   Prinzip und Verwendung: Nutzt Magnetismus und Radiowellen, um detaillierte Bilder von inneren Strukturen zu erzeugen.
   Häufige Indikationen: Erkrankungen des Weichgewebes, neurologische Erkrankungen, Gelenkverletzungen, Tumore.
   Vorteile: Keine ionisierende Strahlung, Fähigkeit zur Darstellung in Mehrfachschnitten.

Vorsichtsmaßnahmen und Kontraindikationen : Vorhandensein von Metall im Körper, Klaustrophobie, implantierte elektronische Geräte.

3. Ultraschall: Schallwellen im Dienste der Diagnose

Prinzip und Verwendung: Die Verwendung von hochfrequenten Schallwellen zur Erstellung von Bildern von Organen und Geweben.

Häufige Indikationen: Schwangerschaftsbetreuung, Untersuchung von Gelenken, Sehnen und Gefäßen.

Vorteile: Nicht invasiv, strahlungsfrei, Fähigkeit, sich bewegende Strukturen (wie den Blutfluss) sichtbar zu machen.

Grenzen: Weniger detailliert als MRT, abhängig von der Qualität der Ausrüstung und des Bedieners.

4. Interpretation der Ergebnisse und Zusammenarbeit

Die Rolle des Krankenpflegers: Den Patienten begleiten und vorbereiten, die Indikationen und Ergebnisse verstehen, um eine bessere Nachsorge zu ermöglichen.

Der Radiologe: Als Spezialist für die Interpretation der Bilder erstellt er einen detaillierten Bericht.

5. Patientenvorbereitung und Sicherheit

Informierte Zustimmung: Erklären Sie das Verfahren, den Nutzen und die potenziellen Risiken.

Besondere Vorsichtsmaßnahmen: Entfernen von Metallgegenständen für eine Kernspintomographie, Fasten vor bestimmten Ultraschalluntersuchungen.

6. Die Zukunft der medizinischen Bildgebung

Technologische Innovationen: Präzisere, schnellere, tragbare Maschinen.

Funktionelle Bildgebung: Nicht nur Strukturen sehen, sondern auch ihre Funktionsweise in Echtzeit.

Künstliche Intelligenz: Interpretationshilfe und Früherkennung von Pathologien.

Die medizinische Bildgebung nimmt aufgrund ihrer Fähigkeit, die verborgenen Geheimnisse des menschlichen

Körpers zu enthüllen, eine zentrale Stellung in der medizinischen Diagnose, Überwachung und Forschung ein. Während sich die Technologie weiterentwickelt, bietet sie spannende Möglichkeiten, die Qualität und Effizienz der Patientenversorgung weiter zu verbessern.

Relevante Laboranalysen

Die Diagnose und Überwachung rheumatologischer Erkrankungen beruht häufig auf einer Kombination aus klinischen Untersuchungen, bildgebenden Verfahren und Laboranalysen. Diese Analysen, die an Proben von Blut, Urin oder anderen Körperflüssigkeiten durchgeführt werden, liefern wertvolle Informationen über den entzündlichen, immunologischen und metabolischen Zustand des Patienten.

1. Tests auf Entzündungen
   - **Blutsenkungsgeschwindigkeit (BSG)**: Misst die unspezifische Entzündung. Kann bei verschiedenen rheumatologischen Erkrankungen erhöht sein.
   - **C-reaktives Protein (CRP)**: Ein weiterer Indikator für Entzündungen. Es kann als Reaktion auf eine akute Entzündung schnell ansteigen.
2. Rheumatologisches Profil
   - **Rheumafaktor (RF)**: Kommt bei vielen Patienten mit rheumatoider Arthritis vor.
   - **Anti-CCP-Antikörper (Anti-Citrullin-Antikörper)** : Spezifischer für rheumatoide Arthritis als der FR.
3. Immunologische Tests
   - **ANA (antinukleäre Antikörper)** : Werden mit mehreren Autoimmunerkrankungen in Verbindung gebracht, insbesondere mit systemischem Lupus erythematodes.

Antikörper gegen doppelsträngige DNA: Lupus-spezifisch, oft in Verbindung mit einer aktiven Krankheit.

4. Metabolische Tests

Harnsäure: Bei Gicht erhöht; wird zur Diagnose und Überwachung verwendet.

Kalzium und Phosphor: Relevant bei Knochenerkrankungen wie Osteoporose.

Muskelenzyme: Wie CPK, die bei Myositis und anderen Muskelerkrankungen erhöht sind.

5. Gerinnungstests

Prothrombinzeit (PT) und aktivierte Cephalinzeit (ACT): Wird bei Patienten verwendet, die gerinnungshemmende Medikamente einnehmen oder Symptome aufweisen, die auf eine Gerinnungsstörung hindeuten.

6. Analyse von Urin

Proteinurie und Hämaturie: Können auf eine Nephritis hinweisen, die bei Lupus häufig vorkommt.

Kristalle: Das Vorhandensein von Urat- oder Kalziumpyrophosphatkristallen kann jeweils einen Gichtanfall oder eine Chondrokalzinose bestätigen.

7. Gelenkpunktion

Analyse der Synovialflüssigkeit: Kann Entzündungen, Kristalle oder Infektionen zeigen.

8. Die Interpretation der Ergebnisse

Normale vs. abnormale Werte: Kennen Sie die Referenzen, um die Ergebnisse zu bewerten.

Ganzheitliches klinisches Bild: Integrieren Sie Laborergebnisse mit der klinischen Untersuchung und Bildgebung für einen ganzheitlichen Ansatz.

9. Implikationen für den Krankenpfleger in der Rheumatologie

Vorbereitung des Patienten : Stellen Sie sicher, dass der Patient gut informiert und auf die Probenentnahme vorbereitet ist.

Nachverfolgung der Ergebnisse: Dem Patienten helfen, die Auswirkungen der Ergebnisse auf seine Behandlung und seine Krankheit zu verstehen.

10. Die Zukunft der Laboranalysen

Biomarker: Entwicklung spezifischerer Tests zur Vorhersage des Krankheitsverlaufs oder des Ansprechens auf eine Behandlung.

Gentests: Um die Veranlagung für bestimmte Krankheiten zu verstehen und die Therapien zu lenken.

Laboranalysen sind wichtige Hilfsmittel für medizinisches Fachpersonal in der Rheumatologie. Sie dienen dazu, diagnostische Hypothesen zu bestätigen, die Krankheitsaktivität zu bewerten und die Wirksamkeit und Sicherheit von Behandlungen zu überwachen.

Kapitel 8 :
ERGÄNZENDE THERAPIEN
UND ALTERNATIVEN

Physiotherapie und Krankengymnastik

Physiotherapie und Krankengymnastik spielen bei der Behandlung rheumatologischer Erkrankungen eine entscheidende Rolle. Während die Physiotherapie eine Reihe von Techniken zur Verbesserung der Mobilität, der Kraft und der allgemeinen Funktionsfähigkeit umfasst, konzentriert sich die Krankengymnastik als Teilbereich häufig auf Bewegung und Rehabilitation.

1. Grundlagen der Physiotherapie und Krankengymnastik
   - **Hauptziele**: Schmerzlinderung, Verbesserung der Mobilität und Funktion, Aufklärung des Patienten über Selbstmanagement.
   - **Ersteinschätzung**: Analyse der Bewegung, Kraft, Koordination und des Gleichgewichts.
2. Manuelle Techniken
   - **Gelenkmobilisation**: Sanfte Bewegungen zur Verbesserung der Beweglichkeit.
   - **Manipulation**: Dynamischere Bewegungen zur Neuausrichtung der Strukturen.
   - **Massage**: Löst Muskelverspannungen und verbessert die Durchblutung.
3. Physikalische Therapien
   - **Wärme und Kälte**: Auflegen von warmen oder kalten Kompressen, um Schmerzen und Entzündungen zu lindern.
   - **Elektrotherapie**: Einsatz von elektrischen Strömen zur Stimulierung der Muskeln und zur Schmerzlinderung.

Ultraschalltherapie: Verwendung von Schallwellen zur Behandlung von tief liegendem Gewebe.

4. Therapeutische Übungen

Kräftigung: Gezielte Übungen zur Verbesserung der Muskelkraft.

Dehnen: Zur Verbesserung der Flexibilität und zur Verringerung von Verspannungen.

Ausdauer und Konditionierung : Steigerung der funktionellen Kapazität.

5. Posturale Erziehung

Tipps für eine gute Körperhaltung: Hilft, die Belastung der Gelenke zu verringern.

Techniken für alltägliche Aktivitäten: Unterrichten Sie Methoden zum Heben, Sitzen, Liegen usw.

6. Hydrotherapie

Vorteile des Wassers: Der Auftrieb verringert den Druck auf die Gelenke; der Widerstand hilft bei der Kräftigung.

Übungen im Schwimmbad: Geführte Sitzungen zur Verbesserung der Beweglichkeit und Kraft.

7. Individuelles Rehabilitationsprogramm

Planung: Festlegung kurz- und langfristiger Ziele.

Nachbereitung: Passen Sie das Programm an den Fortschritt des Patienten an.

8. Zusammenarbeit mit dem medizinischen Team

Kommunikation mit dem Rheumatologen: Sicherstellung einer kohärenten Behandlung.

Koordination mit anderen Therapeuten : Zum Beispiel Ergotherapeuten oder Logopäden.

9. Die Bedeutung der Selbstverwaltung

Patientenbildung: Förderung der Selbstständigkeit, Bereitstellung von Ressourcen und Hilfsmitteln.

Bewältigungsstrategien: Umgang mit Schmerzen, Stress und Müdigkeit.

10. Zukünftige Entwicklungen

Tele-Education: Sitzungen aus der Ferne mithilfe von Technologie.

Neue Therapiemodalitäten: Innovative Techniken, die auf Forschung basieren.

Die Ansätze der Physiotherapie und der Krankengymnastik sind grundlegend, um Rheumapatienten zu helfen, eine optimale Lebensqualität wiederzuerlangen und aufrechtzuerhalten. Diese Disziplinen bieten Werkzeuge und Techniken, die die medikamentöse Behandlung ergänzen und zu einer umfassenden Betreuung des Patienten beitragen.

Natürliche Ansätze : Akupunktur, Osteopathie und andere

In der heutigen Welt wenden sich viele Patienten an komplementäre und alternative Therapien, um konventionelle Behandlungen zu ergänzen oder in einigen Fällen zu ersetzen. Diese Ansätze sind zwar unkonventionell, können aber bei angemessener Anwendung bei vielen rheumatologischen Erkrankungen eine deutliche Linderung bieten.

1. Akupunktur
   - **Historische Grundlagen**: Ursprünge in der traditionellen chinesischen Medizin, die auf den Energiemeridianen basiert.
   - **Wirkprinzip**: Einsetzen von feinen Nadeln, um das "Qi" oder die Lebensenergie wieder ins Gleichgewicht zu bringen.
   - **Nutzen in der Rheumatologie**: Schmerzlinderung, Verbesserung der Mobilität, Verringerung von Entzündungen.
2. Osteopathie
   - **Philosophie der Osteopathie**: Behandelt den Körper in seiner Gesamtheit, wobei der Schwerpunkt auf der Beziehung zwischen Struktur und Funktion liegt.

Manuelle Techniken: Sanfte Manipulationen an Muskeln, Gelenken und Faszien.

Anwendungen in der Rheumatologie: Spannungen lindern, die Durchblutung verbessern, die Homöostase fördern.

3. Chiropraktik

Schwerpunkt Wirbelsäule: Korrektur von Subluxationen zur Wiederherstellung der Nervenfunktion.

Chiropraktische Anpassungen: Spezifische Techniken der Wirbelsäulenmanipulation.

Nutzen in der Rheumatologie: Behandlung von Wirbelsäulenbeschwerden, Verbesserung der Körperhaltung, Stärkung des Muskel-Skelett-Systems.

4. Heilpflanzen und Nahrungsergänzungsmittel

Harpagophytum (Teufelskralle) : Natürlicher Entzündungshemmer.

Kurkuma: Antioxidans und entzündungshemmend.

Glucosamin und Chondroitin: Für die Gesundheit der Gelenke.

5. Aromatherapie

Ätherische Öle: Lavendel, Rosmarin, Eukalyptus zur Entspannung und Schmerzlinderung.

Art der Anwendung: Massage, Bäder, Inhalation.

6. Entspannungstechniken

Yoga und Tai Chi: Sanfte Körperhaltungen und Bewegungen zur Verbesserung der Flexibilität und zum Stressabbau.

Meditation und Achtsamkeit: Mentale Techniken zur Bewältigung von Schmerzen und Stress.

7. Diät und Ernährung

Entzündungshemmende Diät: Reich an Omega-3-Fettsäuren, Antioxidantien, frischem Gemüse.

Vermeidung entzündungsfördernder Lebensmittel: Verarbeitete Lebensmittel, Zuckerzusatz.

8. Hydrotherapie und Thermalkuren

    Heiße und kalte Bäder: Um die Durchblutung anzuregen und die Muskeln zu entspannen.

    Schlammtherapien: Beruhigt schmerzende Gelenke.

9. Reflexologie

    Massage der Reflexpunkte : Hauptsächlich an den Füßen, um die entsprechenden Organe zu stimulieren.

    Linderung in der Rheumatologie: Abbau von Spannungen, Verbesserung der Durchblutung.

10. Der Stellenwert natürlicher Therapien in der Behandlung

    Ergänzung zu herkömmlichen Behandlungen: Nicht als Ersatz, sondern als wohltuende Ergänzung.

    Beratung und Koordination: Sprechen Sie immer mit dem Rheumatologen, bevor Sie eine neue Therapie einführen.

Es muss unbedingt betont werden, dass diese natürlichen Ansätze zwar Linderung verschaffen können, dass sie aber in Kenntnis der Sachlage eingesetzt werden müssen. Eine offene Kommunikation zwischen dem Patienten, dem Rheumatologen und dem Heilpraktiker für alternative Therapien ist für eine sichere und wirksame Behandlung von entscheidender Bedeutung.

Die Bedeutung interdisziplinärer Arbeit

Die Behandlung von Patienten mit rheumatologischen Erkrankungen ist oft komplex und erfordert einen ganzheitlichen Ansatz. Interdisziplinäre Arbeit, die die Zusammenarbeit verschiedener Gesundheitsfachkräfte beinhaltet, ist für eine umfassende und kohärente Versorgung von entscheidender Bedeutung. In diesem Rahmen bringt jede Fachkraft ihr eigenes Fachwissen ein und schafft so eine umfassendere Versorgungsstrategie für den Patienten.

1. Eine ganzheitliche Sicht des Patienten

Umfassendes Verständnis: Betrachten Sie alle Aspekte der Gesundheit des Patienten, nicht nur die rheumatologischen Symptome.

Vollständige Antworten : Die Pflege auf die körperlichen, geistigen und sozialen Bedürfnisse des Patienten abstimmen.

2. Der Reichtum unterschiedlicher Expertisen

Rheumatologen: Diagnose, medikamentöse Behandlung, klinische Nachsorge.

Krankenpfleger: Direkte Pflege, Patientenaufklärung, Überwachung der Behandlung

Physiotherapeuten und Physiotherapeutinnen : Rehabilitation, Mobilität, Muskelaufbau.

Ergotherapeuten: Anpassung der Wohnung, praktische Ratschläge für tägliche Aktivitäten.

Psychologen: Emotionale Unterstützung, Stressbewältigung, Anpassung an die Krankheit.

3. Effektive Kommunikation

Regelmäßiger Austausch: Austausch von Informationen und Aktualisierungen über den Zustand des Patienten.

Koordinationssitzungen: Planung der Pflege, Anpassung der Interventionen an den Fortschritt des Patienten.

4. Kollaborative Entscheidungsfindung

Besprechung der Behandlungsmöglichkeiten: Wählen Sie den besten Ansatz auf der Grundlage der kombinierten Erfahrung des Teams.

Aktive Beteiligung des Patienten : Der Patient ist ein vollwertiges Mitglied des Teams, seine Meinungen und Vorlieben sind wesentlich.

5. Bildung und Weiterbildung

Berufsübergreifende Workshops: Cross-Training, um die Rolle und die Kompetenzen der einzelnen Berufsgruppen zu verstehen.

Wissenszuwachs: Bleiben Sie auf dem neuesten Stand der Forschung und Technik in allen relevanten Bereichen.

6. Greifbare Vorteile für den Patienten

Personalisierte Pflege : Maßgeschneiderte Interventionen, die auf die spezifischen Bedürfnisse jedes Patienten zugeschnitten sind.

Bessere klinische Ergebnisse: Schnellere Genesung, verbesserte Lebensqualität, weniger Rückfälle.

Höhere Zufriedenheit: Die Patienten fühlen sich von einem einheitlichen Team angehört, verstanden und unterstützt.

7. Herausforderungen der interdisziplinären Arbeit

Logistische Koordination: Treffen und Kommunikation zwischen mehreren Fachkräften organisieren.

Konfliktmanagement: Navigieren durch Meinungsverschiedenheiten oder unterschiedliche Herangehensweisen.

8. Future Vision

Kommunikationstechnologien: Nutzung digitaler Plattformen, um den Austausch zu erleichtern.

Spezialisierte Zentren: Einrichtungen, die sich der integrierten Behandlung von rheumatologischen Erkrankungen widmen.

Interdisziplinäre Arbeit in der Rheumatologie ist mehr als nur ein Trend, sie ist eine Notwendigkeit. Angesichts der Komplexität rheumatologischer Erkrankungen und der Bedeutung einer ganzheitlichen Behandlung bietet die Zusammenarbeit verschiedener Experten den besten Weg zu einer optimalen Genesung und Lebensqualität für den Patienten.

Kapitel 9 :
DIE PSYCHOLOGIE DES
RHEUMATOLOGISCHEN PATIENTEN

Emotionale Auswirkungen verstehen
rheumatische Erkrankungen

Rheumatische Erkrankungen werden zwar in erster Linie als körperliche Beschwerden wahrgenommen, haben jedoch tiefgreifende Auswirkungen auf das emotionale und geistige Wohlbefinden der Patienten. Chronische Schmerzen, körperliche Einschränkungen und die Ungewissheit über den Krankheitsverlauf können eine ganze Reihe von Emotionen und psychologischen Herausforderungen auslösen.

1. Chronischer Schmerz und Emotionen

    Direkte Verbindung: Wie anhaltende körperliche Schmerzen die Stimmung, den Stress und das allgemeine Wohlbefinden beeinflussen können.

    Die damit verbundene Müdigkeit : Die Müdigkeit und Erschöpfung, die oft mit Schmerzen einhergehen, können die emotionalen Auswirkungen verstärken.

2. Die Trauer um das Alte Selbst

    Identitätsverlust: Die Konfrontation mit einer neuen Realität, in der die körperlichen Fähigkeiten eingeschränkt sein können.

    Sehnsucht nach schmerzfreien Tagen: Sich an Zeiten erinnern, in denen die Krankheit das tägliche Leben nicht beeinträchtigt hat.

3. Angst und Depression

    Unsicherheit im Hinblick auf die Zukunft: Sich fragen, wie sich die Krankheit langfristig entwickeln oder die Lebensqualität beeinträchtigen wird.

Soziale Isolation: Sich aufgrund von Einschränkungen oder Schmerzen von geliebten Aktivitäten oder sozialen Interaktionen zurückziehen.

4. Selbstwertgefühl

Körperbild: Wie körperliche Veränderungen wie Schwellungen oder Gelenkverformungen die Selbstwahrnehmung beeinflussen können.

Minderwertigkeitsgefühle: Sich aufgrund der Herausforderungen, die die Krankheit mit sich bringt, weniger fähig oder wertvoll zu fühlen.

5. Die Herausforderungen der Kommunikation

Den Schmerz ausdrücken: Die Schwierigkeit, anderen die Realität des unsichtbaren Schmerzes verständlich zu machen.

Suche nach Unterstützung: Das Bedürfnis, über seine Gefühle zu sprechen und gehört zu werden.

6. Umgang mit Stress

Erschwerender Faktor : Wie Stress rheumatologische Symptome verschärfen kann.

Suche nach Gleichgewicht: Wie wichtig es ist, Methoden zu finden, um mit Stress umzugehen und ihn abzubauen.

7. Widerstandsfähigkeit und Anpassung

Lernen, damit zu leben : Entdecken Sie neue Wege, um das Leben und seine Herausforderungen mit einer chronischen Krankheit anzugehen.

Neue Leidenschaften finden: Sich selbst neu definieren und Freude an neuen, angepassten Aktivitäten finden.

8. Bedeutung der psychologischen Verteidigung

Einzeltherapie: Arbeiten Sie mit einer Fachkraft zusammen, um durch die Emotionen und Herausforderungen zu navigieren.

Selbsthilfegruppen: Sich mit anderen auszutauschen, die ähnliche Erfahrungen machen, kann Verständnis und Kameradschaft bieten.

9. Auswirkungen auf die Angehörigen

Partner und Familie: Erkennen Sie die Auswirkungen der Krankheit auf diejenigen, die den Patienten emotional und logistisch umgeben.

10. Hoffnung kultivieren

Kleine Siege feiern: Nehmen Sie sich die Zeit, gute Tage oder Fortschritte anzuerkennen und zu würdigen.

In die Zukunft blicken: Auch angesichts von Ungewissheit eine positive Einstellung bewahren und auf bessere Zeiten hoffen.

Die emotionalen Auswirkungen rheumatischer Erkrankungen zu verstehen und zu erkennen ist ebenso entscheidend wie die Behandlung ihrer körperlichen Manifestationen. Eine ganzheitliche Behandlung, die sowohl den Körper als auch den Geist umfasst, ist entscheidend, um den Patienten die bestmögliche Lebensqualität zu bieten.

Techniken des Zuhörens und emotionale Unterstützung

Aktives Zuhören und emotionale Unterstützung sind wichtige Fähigkeiten für alle Angehörigen der Gesundheitsberufe. Für Krankenpfleger in der Rheumatologie sind sie aufgrund der komplexen Herausforderungen, mit denen Patienten mit rheumatischen Erkrankungen konfrontiert sind, besonders wichtig. Hier finden Sie eine detaillierte Erkundung der Techniken, mit denen Sie ein offenes Ohr und empathische Unterstützung bieten können.

1. Aktives Zuhören

   Volle Konzentration: Schenken Sie der sprechenden Person Ihre volle Aufmerksamkeit, ohne sich ablenken zu lassen.

   Vermeiden Sie Unterbrechungen: Lassen Sie den Patienten seine Gedanken vollständig ausdrücken, bevor Sie antworten.

   Reformulierung: Umschreiben Sie, was der Patient gesagt hat, um zu zeigen, dass Sie ihn verstanden haben, und um seine Botschaft zu verdeutlichen.

2. Nonverbale Sprache

   Augenkontakt: Zeigen Sie, dass Sie engagiert und aufmerksam sind.

   Offene Haltung: Dem Patienten gegenüber sollten Sie eine entspannte und nicht abwehrende Haltung einnehmen.

   Gesichtsmimik: Verwenden Sie angemessene Gesichtsausdrücke, um Empathie zu zeigen.

3. Emotionale Validierung

   Erkennen: Benennen und erkennen Sie die Emotionen des Patienten, z. B. "Das klingt wirklich frustrierend für Sie".

   Vermeiden Sie Verharmlosungen: Sagen Sie nicht Dinge wie "Mach dir keine Sorgen" oder "Alles wird gut".

4. Offene Fragen

   Ermutigung zur Selbstdarstellung: Stellen Sie Fragen, die nicht mit einem einfachen "Ja" oder "Nein" beantwortet werden können.

   Erkundung: "Können Sie mir mehr über ..." oder "Wie fühlen Sie sich in dieser Hinsicht?".

5. Trost anbieten

   Empathie: "Es tut mir sehr leid, dass Sie so empfinden".

   Angemessene Berührung: Ein einfaches Klopfen auf die Schulter oder eine ausgestreckte Hand kann tröstlich sein, wenn der Patient zustimmt.

6. Stille verwalten

Stille akzeptieren: Manchmal brauchen Patienten Zeit, um ihre Gedanken zu formulieren oder ihre Gefühle zu verarbeiten.

Nichts überstürzen: Geben Sie dem Patienten den nötigen Raum, um in seinem eigenen Tempo zu sprechen.

7. Vermeiden von Urteilen

Neutrale Haltung : Gehen Sie ohne Vorurteile oder vorgefasste Meinungen an jede Situation heran.

Objektive Antwort: Gehen Sie auf Bedenken ein, ohne Ihre eigenen Überzeugungen durchzusetzen.

8. Ressourcen bereitstellen

Orientierung: Wenn nötig, leiten Sie den Patienten zu spezialisierten Fachleuten oder Selbsthilfegruppen.

Information: Stellen Sie relevante Broschüren oder Bildungsmaterialien zur Verfügung.

9. Sich um sich selbst kümmern

Vermeidung von Burnout: Erkennen Sie die Anzeichen einer emotionalen Erschöpfung und suchen Sie bei Bedarf Unterstützung.

Dekompression: Legen Sie regelmäßig Pausen ein und üben Sie Meditation oder andere Entspannungstechniken.

10. Weiterbildung

Workshops und Schulungen: Investieren Sie Zeit in Schulungen zu einfühlsamer Kommunikation, aktivem Zuhören und emotionaler Unterstützung.

Feedback: Holen Sie sich regelmäßig Feedback von Kollegen oder Mentoren ein, um Ihre Fähigkeiten zu verbessern.

Indem sie diese Techniken verstehen und anwenden, können Krankenpfleger ihren Patienten wertvolle Unterstützung bieten und dazu beitragen, die emotionale Belastung durch rheumatische Erkrankungen zu lindern. Dies stärkt das Vertrauen und die Beziehung zwischen

Patient und Fachkraft, was für eine umfassende und wirksame Pflege von entscheidender Bedeutung ist.

Umgang mit Depressionen und Ängsten im Zusammenhang mit chronischen Krankheiten

Stimmungsschwankungen wie Depressionen und Angstzustände treten häufig zusammen mit chronischen Krankheiten auf, wie sie in der Rheumatologie vorkommen. Diese Erkrankungen können sich gegenseitig befeuern, sodass ein Kreislauf entsteht, in dem die Krankheit die psychologischen Symptome verschärft und umgekehrt. Glücklicherweise können integrierte Ansätze dabei helfen, sowohl die körperliche Verfassung als auch die damit verbundenen Stimmungsschwankungen in den Griff zu bekommen.

1. Erkennen Sie die Zeichen
   - **Symptome einer Depression**: Anhaltende Traurigkeit, Interessenverlust, Müdigkeit, Gefühl der Hoffnungslosigkeit.
   - **Symptome von Angstzuständen**: Übermäßige Anspannung, Unruhe, Reizbarkeit, Schlafstörungen.
2. Die Bindung verstehen
   - **Physiologische Effekte**: Wie chronische Schmerzen und Entzündungen die Gehirnchemie beeinflussen können.
   - **Psychosoziale Auswirkungen**: Aktivitätseinschränkungen, soziale Isolation, krankheitsbedingter Identitätsverlust.
3. Medizinischer Ansatz
   - Antidepressive und angstlösende Medikamente: Ihre Rolle bei der Behandlung von Symptomen.

Überwachung von Nebenwirkungen: Mögliche Wechselwirkungen mit rheumatologischen Medikamenten, Dosisanpassungen.

4. Psychotherapie

Kognitive Verhaltenstherapie (KVT): Arbeit an Denkmustern und Verhaltensweisen.

Lösungsorientierte Therapie: Konzentriert sich auf praktische Möglichkeiten, mit den täglichen Herausforderungen umzugehen.

5. Entspannungstechniken

Meditation und Achtsamkeit: Kultivierung der Präsenz und des Bewusstseins im gegenwärtigen Moment.

Tiefenatmung und Visualisierung: Werkzeuge zum Abbau von Stress und Angst.

6. Soziale Unterstützung

Selbsthilfegruppen: Tauschen Sie Erfahrungen mit anderen aus, die mit ähnlichen Herausforderungen zu kämpfen haben.

Sich mit Familie und Freunden verbinden: Offen über Gefühle und Bedürfnisse kommunizieren.

7. Angepasste körperliche Aktivität

Sanfte Übungen: Yoga, Tai Chi und Wandern können die Stimmung verbessern und Schmerzen reduzieren.

Muskelaufbau: Moderate Übungen zur Verbesserung von Kraft und Beweglichkeit.

8. Coping-Strategien

Journalisieren: Das Aufschreiben von Gedanken und Gefühlen kann ein Ventil bieten.

Kunsttherapie: Das Malen, Zeichnen oder die Skulptur als Ausdrucksmittel verwenden.

9. Patientenaufklärung

Informationen über die Krankheit: Die eigene Krankheit zu verstehen, kann Ängste verringern und ein Gefühl der Kontrolle vermitteln.

Workshops und Schulungen : Erlernen von Techniken zur Schmerz- und Stressbewältigung.

10. Interdisziplinäre Zusammenarbeit

Medizinisches Team: Rheumatologen, Krankenpfleger, Psychiater und Therapeuten, die zusammenarbeiten.

Erstellung eines integrierten Pflegeplans: Sicherstellung einer ganzheitlichen Patientenversorgung.

Die Behandlung von Depressionen und Angstzuständen im Zusammenhang mit chronischen Krankheiten erfordert einen ganzheitlichen Ansatz. Durch die Betonung der medizinischen Behandlung, der psychologischen Unterstützung, der Verhaltensinterventionen und der Aufklärung können die Angehörigen der Gesundheitsberufe den Patienten helfen, sich durch die komplexen Herausforderungen des Nebeneinanders von körperlichen und psychischen Bedingungen zu navigieren.

KAPITEL 10 :
CHIRURGISCHE EINGRIFFE
IN DER RHEUMATOLOGIE

Wann ist eine Operation erforderlich?

In der Rheumatologie wird eine Operation in der Regel erst dann in Betracht gezogen, wenn die konservativen Behandlungsmöglichkeiten ausgeschöpft sind oder wenn diese Möglichkeiten keine angemessene Linderung mehr bieten können. Die Entscheidung für eine Operation ist jedoch komplex und muss unter Berücksichtigung der spezifischen Art der Erkrankung, des Grades der Verschlechterung und des Ausmaßes der Schmerzen oder der Behinderung des Patienten getroffen werden. Lassen Sie uns einen Blick auf die Situationen werfen, in denen eine Operation empfohlen werden kann.

1. Fortgeschrittene Arthrose
    Knorpelschaden: Wenn der Knorpel zwischen den Gelenken stark abgenutzt oder verschwunden ist.
    Totalarthroplastik: Ersatz des Gelenks, z. B. eine Totalprothese für die Hüfte oder das Knie.
2. Gelenkdeformitäten
    Resultierend aus rheumatoider Arthritis: Fortschreitende Verformungen, die die Gelenkfunktion einschränken.
    Synovektomie: Entfernung des entzündeten Synovialgewebes zur Schmerzlinderung und Verlangsamung des Fortschreitens der Deformierung.
3. Verletzungen der Sehnen oder Bänder
    Schwere Brüche: Gebrochene Sehnen oder Bänder müssen möglicherweise operativ repariert werden.

Rekonstruktion: Verwendung von Transplantaten, um die gerissenen Bänder zu ersetzen, wie es bei Rupturen des ACL (vorderes Kreuzband) üblich ist.

4. Bandscheibenvorfall

Nervenkompression: Verursacht starke Schmerzen, Schwäche oder Gefühlsverlust.

Diskektomie: Entfernung der vorgefallenen Bandscheibe, um die Kompression auf die Nerven zu lösen.

5. Vertebrale Stenose

Enger Wirbelkanal : Verursacht eine Kompression auf das Rückenmark.

Laminektomie: Entfernung eines Teils des Wirbels, um den Spinalkanal zu erweitern.

6. Tumore oder Wachstum

Gutartige oder bösartige Tumore: Müssen entfernt werden, um eine Ausbreitung zu verhindern oder Schmerzen zu lindern.

Biopsien: Entnahme einer Gewebeprobe zu Diagnosezwecken.

7. Infektionen der Gelenke

Septische Arthritis: Eine Infektion des Gelenks, die einen Eingriff zur Ableitung des Eiters und zur Verabreichung von Antibiotika erfordert.

8. Osteotomien

Knochenneuausrichtung: Um das Gewicht neu zu verteilen oder die Gelenkfunktion zu verbessern.

9. Verzögerte oder nicht konsolidierte Knochenkonsolidierung

Frakturen: Die bei konservativer Behandlung nicht richtig heilen und einen Eingriff erfordern, um den Knochen zu stabilisieren.

10. Probleme bei der Wirbelsäulenfusion

Spondylolisthesis: Wo ein Wirbel auf einen anderen rutscht.

Arthrodese: Verschmelzung von Wirbeln zur Stabilisierung der Wirbelsäule.

Die Entscheidung für eine Operation sollte immer in Absprache mit einem Rheumatologen, orthopädischen Chirurgen oder Neurochirurgen getroffen werden, je nachdem, um welche spezifische Erkrankung es sich handelt. Die Vorteile und Risiken einer Operation, das Erholungspotenzial sowie mögliche Alternativen sollten sorgfältig abgewogen werden. Eine Operation kann eine deutliche Linderung bieten und die Lebensqualität verbessern, sollte aber als Teil eines umfassenden Behandlungsplans betrachtet werden.

Arten von Operationen und Indikationen

In der Rheumatologie werden häufig chirurgische Eingriffe in Betracht gezogen, um Gelenk- und Muskel-Skelett-Probleme zu behandeln, die auf herkömmliche medizinische Behandlungen nicht ansprechen. Im Folgenden finden Sie eine nicht erschöpfende Liste der in der Rheumatologie häufig durchgeführten Operationsarten mit ihren Hauptindikationen :

1. Arthroplastik

   Beschreibung: Ersetzen eines beschädigten Gelenks durch eine Prothese.

   Indikationen: Fortgeschrittene Arthrose, schwere Gelenkdegeneration, bestimmte Formen der rheumatoiden Arthritis.
2. Synovektomie

   Beschreibung: Chirurgische Entfernung des entzündeten Synovialgewebes.

   Indikationen: Rheumatoide Arthritis mit chronischer synovialer Entzündung, die gegen eine medikamentöse Behandlung resistent ist.

3. Arthroskopie

Beschreibung: Verwendung eines dünnen Rohrs mit einer Kamera, um das Innere eines Gelenks zu untersuchen oder zu operieren.

Indikationen: Diagnose von intraartikulären Läsionen, Reparatur von Bändern, Entfernung von Knochen- oder Knorpelfragmenten.

4. Laminektomie

Beschreibung: Entfernung eines Teils des Wirbels, um die Nervenkompression zu lindern.

Indikationen: Spinalstenose, große Bandscheibenvorfälle.

5. Arthrodese (Fusion)

Beschreibung: Verschmelzung von zwei oder mehr Knochen, um ein Gelenk zu stabilisieren oder auszurichten.

Indikationen: Gelenkinstabilität, chronische Schmerzen, Gelenkdeformitäten.

6. Diskektomie

Beschreibung: Entfernung einer vorgefallenen Bandscheibe, um die Nervenkompression zu lindern.

Indikationen: Symptomatischer Bandscheibenvorfall.

7. Osteotomie

Beschreibung: Chirurgische Durchtrennung und Umformung eines Knochens zur Verbesserung seiner Ausrichtung.

Indikationen: Knochendeformität, Arthrose in einem Gelenkabschnitt.

8. Reparatur der Sehne oder des Bandes

Beschreibung: Chirurgische Reparatur einer gerissenen Sehne oder eines gerissenen Bandes.

Indikationen: Komplette oder partielle Rupturen, Sehnendegeneration.

9. Arthrotomie

Beschreibung: Chirurgische Öffnung eines Gelenks zur Diagnose oder Behandlung.

Indikationen: Entfernung von Massen, Biopsien, Gelenkuntersuchung.

10. Chirurgie bei septischer Arthritis

Beschreibung: Eröffnung und Drainage eines infizierten Gelenks.

Indikationen: Akute Gelenkinfektion oder septische Arthritis.

11. Knochenresektion

Beschreibung: Entfernung eines Teils des Knochens.

Indikationen: Knochentumore, chronische Osteomyelitis, Knochendeformitäten.

12. Knochentransplantate

Beschreibung: Transplantation von Knochengewebe, um einen fehlenden oder beschädigten Knochen zu ersetzen.

Indikationen: Ungebundene Frakturen, große Knochendefekte.

Jede dieser Operationsarten hat ihre eigenen Vorteile, Risiken und postoperativen Überlegungen. Daher ist es wichtig, dass Patienten informiert werden und ihre Optionen mit einem spezialisierten orthopädischen Chirurgen besprechen, bevor sie eine Entscheidung treffen.

Rolle des Krankenpflegers vor, während und nach der Operation

Die Rolle des Krankenpflegers im chirurgischen Prozess ist von entscheidender Bedeutung. Ihre Beteiligung sorgt nicht nur für das Wohlbefinden und die Sicherheit des Patienten, sondern auch für eine effektive Kommunikation zwischen dem Ärzteteam, dem Patienten und seiner Familie.

1. Vor der Operation (Präoperativ)

Ersteinschätzung: Sammeln Sie die medizinische Vorgeschichte, Allergien, aktuelle Medikamente und andere relevante Informationen.

Patientenaufklärung: Informieren Sie den Patienten über das Verfahren, die Risiken, die Vorteile und den Genesungsprozess.

Körperliche Vorbereitung: Überprüfen Sie die Lebenszeichen, bereiten Sie die Operationsstelle vor und verabreichen Sie ggf. präoperative Medikamente.

Emotionale Vorbereitung: Beruhigen Sie den Patienten, gehen Sie auf seine Fragen und Sorgen ein.

Koordination: Sicherstellen, dass alle notwendigen Tests durchgeführt wurden, die Einverständniserklärungen unterschrieben sind und das Operationsteam über alle notwendigen Informationen verfügt.

2. Während der Operation (intraoperativ)

Assistenz: Unterstützung des Chirurgen und des Operationsteams während des Eingriffs.

Überwachung: Überwacht die Vitalzeichen des Patienten, verabreicht Medikamente und Flüssigkeiten gemäß den Richtlinien.

Kommunikation: Agieren Sie ggf. als Verbindungsglied zwischen dem Operationssaal und der Familie des Patienten.

Verwaltung der Instrumente : Stellen Sie sicher, dass die chirurgischen Instrumente sauber, steril und verfügbar sind.

3. Nach der Operation (Postoperativ)

Anfängliche Überwachung: Engmaschige Überwachung der Vitalzeichen, Überwachung auf Schmerzen, Blutungen oder andere Komplikationen.

Wundversorgung: Reinigen, überprüfen und verbinden Sie die Operationswunde und stellen Sie sicher, dass keine Infektion vorliegt.

Schmerzmanagement: Verabreichen Sie Schmerzmittel nach Vorschrift und beurteilen Sie regelmäßig das Schmerzniveau des Patienten.

Postoperative Aufklärung: Informieren Sie den Patienten über die häusliche Pflege, die Anzeichen von Komplikationen, auf die er achten sollte, und die postoperativen Medikamente.

Rehabilitation: Unterstützung des Patienten bei physiotherapeutischen Übungen oder Bewegungen, um die Heilung zu fördern.

Entlassungsvorbereitung: Organisieren Sie die Entlassung des Patienten, stellen Sie sicher, dass alle postoperativen Richtlinien klar sind und dass der Patient Zugang zu einer angemessenen medizinischen Nachsorge hat.

Emotionale Unterstützung: Bieten Sie psychologische Unterstützung an, hören Sie sich die Sorgen und Fragen des Patienten und seiner Familie an.

Die Rolle des Krankenpflegers in der rheumatologischen Chirurgie ist multidimensional und in jeder Phase des Operationsprozesses von entscheidender Bedeutung. Mit klinischem Fachwissen und einem patientenzentrierten Ansatz trägt der Krankenpfleger wesentlich zur Sicherheit, Genesung und allgemeinen Zufriedenheit des Patienten bei.

Kapitel 11 :
DIE ROLLE DER ERNÄHRUNG
UND LEBENSSTIL

Entzündungshemmende Ernährung

Entzündungen sind eine natürliche Reaktion des Körpers auf Angriffe wie Infektionen oder Verletzungen. Eine chronische Entzündung kann jedoch zur Entstehung zahlreicher Krankheiten beitragen, darunter auch einige rheumatische Erkrankungen. Eine entzündungshemmende Ernährung zielt darauf ab, chronische Entzündungen zu reduzieren und die allgemeine Gesundheit zu unterstützen.

1. Grundlagen der entzündungshemmenden Ernährung
   - **Ganzheitliche Natur**: Es geht weniger darum, sich auf einzelne Lebensmittel zu konzentrieren, sondern um einen ganzheitlichen Ansatz bei der Ernährung.
   - **Gleichgewicht**: Bevorzugen Sie eine ausgewogene Ernährung, die reich an essentiellen Nährstoffen ist.
   - **Vielfalt**: Wählen Sie eine Vielzahl von Lebensmitteln, um eine vollständige Palette von Vitaminen, Mineralstoffen und Antioxidantien zu erhalten.
2. Zu bevorzugende Nahrungsmittel
   - **Fette Fische**: Wie Lachs, Makrele, Sardine, die reich an Omega-3-Fettsäuren sind.
   - **Buntes Obst und Gemüse**: Sie sind voller Antioxidantien. Zum Beispiel Beeren, Spinat, Brokkoli.
   - **Nüsse und Samen**: Mandeln, Walnüsse, Leinsamen und Chiasamen sind gute Quellen für Omega-3-Fettsäuren und Ballaststoffe.
   - **Gesunde Öle**: Wie Olivenöl, das entzündungshemmende Eigenschaften hat.
   - **Vollkorngetreide** : Wie Quinoa, Hafer, brauner Reis.

Hülsenfrüchte: Linsen, Kichererbsen, Bohnen sind reich an Ballaststoffen und Proteinen.

Gewürze und Kräuter: Kurkuma, Ingwer, Knoblauch und Zimt haben entzündungshemmende Eigenschaften.

3. Lebensmittel, die eingeschränkt oder vermieden werden sollten

Zuckerzusatz: Er ist in Limonaden, Süßigkeiten und Kuchen enthalten.

Verarbeitetes Fleisch: Wie Wurst und Speck.

Gehärtete Öle : Sie kommen in industriellen Produkten vor und enthalten Transfettsäuren.

Frittierte Lebensmittel: Frittieren erhöht die Entzündung.

Gluten und Milchprodukte: Bei manchen Menschen können diese Nahrungsmittel die Entzündung verschlimmern.

4. Hydratation

Wasser ist für das reibungslose Funktionieren des Körpers unerlässlich. Es wird empfohlen, mindestens 2 Liter Wasser pro Tag zu trinken, je nach individuellem Bedarf.

5. Alkohol

In Maßen konsumieren. Alkoholmissbrauch kann die Entzündung verstärken.

6. Allgemeine Erwägungen

Beratung: Bevor Sie mit einer bestimmten Diät beginnen, ist es immer ratsam, einen Ernährungsberater oder eine medizinische Fachkraft zu konsultieren.

Auf den Körper hören: Jeder Mensch ist einzigartig. Es ist wichtig, zu beobachten, wie der Körper auf bestimmte Nahrungsmittel reagiert, und die Ernährung entsprechend anzupassen.

Ganzheitlicher Ansatz: Eine entzündungshemmende Ernährung sollte durch andere gesunde

Gewohnheiten ergänzt werden, z. B. durch regelmäßige Bewegung und Stressbewältigung.

Wenn man diese Prinzipien verinnerlicht und eine gesunde Lebensmittelauswahl bevorzugt, kann man den Körper bei der Bekämpfung von Entzündungen unterstützen und die allgemeine Gesundheit verbessern.

Bedeutung von angepasster körperlicher Bewegung

Die Rolle der Bewegung bei der Behandlung von rheumatischen Erkrankungen ist von entscheidender Bedeutung. Obwohl der Gedanke an Bewegung kontraintuitiv erscheinen mag, insbesondere wenn man mit Schmerzen und Steifheit zu kämpfen hat, bietet angepasste körperliche Aktivität viele Vorteile, sowohl physisch als auch psychologisch.

1. Verbesserung der muskuloskelettalen Funktion
   - **Muskelaufbau**: Ein starker Muskel stützt die Gelenke besser und verringert so die Belastung für sie.
   - **Flexibilität**: Regelmäßiges Dehnen verbessert die Flexibilität, verringert die Steifheit der Gelenke und vergrößert den Bewegungsradius.
   - **Stabilität**: Gleichgewichtsübungen können helfen, Stürze zu verhindern, vor allem bei Menschen mit Osteoporose.
2. Umgang mit Schmerzen
   - **Freisetzung von Endorphinen**: Bewegung regt die Produktion von Endorphinen an, den natürlichen Schmerzmitteln des Körpers.
   - **Verringerung von Entzündungen**: Regelmäßige körperliche Aktivität kann Entzündungen langfristig verringern.

3. Herz-Kreislauf-Vorteile

Viele rheumatologische Erkrankungen sind mit einem erhöhten Risiko für Herz-Kreislauf-Erkrankungen verbunden. Sport hilft bei der Bewältigung dieses Risikos, indem er die Durchblutung verbessert, den Blutdruck senkt und das Lipidprofil verbessert.

4. Gewicht verwalten

Übergewicht übt zusätzlichen Druck auf die Gelenke aus, insbesondere auf die Hüft- und Kniegelenke. Sport hilft beim Gewichtsmanagement und verringert so die Belastung der Gelenke.

5. Mentale Gesundheit und Wohlbefinden

Verringerung von Depressionen und Angstzuständen: Körperliche Aktivität ist dafür bekannt, dass sie depressive und Angstsymptome verringert.

Besserer Schlaf: Regelmäßiges Training kann die Schlafqualität verbessern, die für die Regeneration und Erholung des Körpers entscheidend ist.

6. Förderung der funktionalen Unabhängigkeit

Bessere Kraft, Gleichgewicht und Beweglichkeit können einer Person helfen, ihre Unabhängigkeit zu bewahren, wodurch die täglichen Aktivitäten erleichtert werden.

7. Überlegungen zu einer angemessenen Übung

Ersteinschätzung: Bevor Sie mit einem Übungsprogramm beginnen, sollten Sie unbedingt einen Physiotherapeuten oder eine andere medizinische Fachkraft konsultieren.

Individualisierung: Jede Person ist einzigartig, und das Übungsprogramm muss auf ihre Bedürfnisse, Fähigkeiten und Grenzen abgestimmt sein.

Integration verschiedener Arten von Übungen: Kombination von Aerobic, Kräftigung, Gleichgewicht und Stretching.

Auf den Körper hören: Es ist entscheidend, die Signale des Körpers zu erkennen und zwischen dem wohltuenden Schmerz der Übung und dem Schmerz, der auf eine mögliche Verletzung hinweist, zu unterscheiden.

Angemessene Bewegung ist ein wesentlicher Bestandteil der Behandlung von rheumatischen Erkrankungen. Sie bietet nicht nur körperliche Vorteile, sondern spielt auch eine entscheidende Rolle für das emotionale Wohlbefinden und die allgemeine Lebensqualität der Betroffenen.

Lebensgewohnheiten und ihre Auswirkungen auf rheumatische Erkrankungen

Lebensgewohnheiten sind die Gesamtheit der täglichen Entscheidungen und Praktiken, die unser allgemeines Wohlbefinden beeinflussen. Wenn es um rheumatische Erkrankungen geht, können bestimmte Gewohnheiten das Fortschreiten und die Symptome der Krankheit entweder verschlimmern oder abschwächen.

1. Ernährung und Essen

Entzündungsfördernde Ernährung: Diäten, die reich an Zucker, gesättigten Fetten und verarbeiteten Lebensmitteln sind, können Entzündungen verschärfen.

Entzündungshemmende Ernährung: Eine Ernährung, die reich an Gemüse, Obst, fettem Fisch und Nüssen ist, kann helfen, Entzündungen zu reduzieren.

2. Körperliche Aktivität

Bewegungsmangel: Mangelnde körperliche Aktivität kann zu einem Verlust an Muskelkraft und einer erhöhten Gelenksteifigkeit führen.

Regelmäßige Bewegung: Wie bereits erwähnt, ist angemessene Bewegung entscheidend für den

Umgang mit und die Vorbeugung von rheumatischen Symptomen.

3. Schlaf

Schlafmangel: Der Mangel an angemessener Ruhe kann Schmerzen und Müdigkeit verschlimmern.

Schlafhygiene: Eine regelmäßige Schlafroutine, eine geeignete Umgebung und der Umgang mit Schlafstörungen können die Schlafqualität verbessern.

4. Umgang mit Stress

Chronischer Stress: Kann Entzündungen und damit verbundene Symptome verschlimmern.

Entspannungstechniken: Yoga, Meditation, tiefes Atmen und andere Techniken können helfen, Stress abzubauen.

5. Tabak- und Alkoholkonsum

Rauchen: Rauchen wird mit einem erhöhten Risiko für die Entwicklung bestimmter rheumatischer Erkrankungen in Verbindung gebracht und kann deren Symptome verschlimmern.

Alkohol: Wenn er im Übermaß konsumiert wird, kann er mit Medikamenten interagieren und die Krankheit verschlimmern.

6. Körpergewicht

Übergewicht/Adipositas: Übt zusätzlichen Druck auf die tragenden Gelenke aus und ist mit einer erhöhten Entzündung verbunden.

Gesundes Gewicht: Die Aufrechterhaltung eines optimalen Gewichts verringert den Stress auf die Gelenke und kann Entzündungen reduzieren.

7. Medikamente und Ergänzungsmittel

Selbstmanagement: Die Einnahme von nicht verschreibungspflichtigen oder kontraindizierten Medikamenten kann die Symptome verschlimmern.

Ärztliche Beratung: Sprechen Sie immer mit einer medizinischen Fachkraft, bevor Sie eine Behandlung beginnen oder ändern.

8. Geistige Gesundheit

Isolation/sozialer Rückzug: Chronische Schmerzen können zu Isolation führen und depressive Symptome verschlimmern.

Soziale Unterstützung: Die Teilnahme an Selbsthilfegruppen, die Konsultation einer psychosozialen Fachkraft und die Aufrechterhaltung sozialer Interaktionen können das allgemeine Wohlbefinden verbessern.

9. Umweltbezogene Exposition

Umweltfaktoren: Bestimmte Faktoren, wie Kälte oder Feuchtigkeit, können die Symptome bei manchen Menschen verschlimmern.

Lebensgewohnheiten spielen bei der Bewältigung von rheumatischen Erkrankungen eine vorherrschende Rolle. Das Erkennen und Anpassen dieser Gewohnheiten kann die Lebensqualität der Betroffenen stark beeinflussen. Das Bewusstsein und die aktive Verpflichtung zu einem gesunden Lebensstil sind für einen optimalen Umgang mit rheumatischen Erkrankungen von entscheidender Bedeutung.

Kapitel 12 :
UMGANG MIT NOTSITUATIONEN

Erkennen von Notsituationen in der Rheumatologie

Auch wenn sich die Rheumatologie hauptsächlich mit chronischen Erkrankungen befasst, gibt es Situationen, die ein sofortiges medizinisches Eingreifen erfordern. Solche Notfälle können durch eine akute Exazerbation einer chronischen Erkrankung oder durch eine Komplikation im Zusammenhang mit einer Erkrankung oder einer Behandlung entstehen. Im Folgenden sind einige häufige Notfallsituationen in der Rheumatologie aufgeführt:

1. Schwere Gichtanfälle
   Symptome: Starke Schmerzen, Rötung, Hitze, Schwellung, häufig im Bereich des großen Zehs.
   Bedenken: Die Schmerzen können unerträglich sein und erfordern eine schnelle entzündungshemmende Behandlung.
2. Vaskulitis mit Befall eines lebenswichtigen Organs
   Symptome: Abhängig vom betroffenen Organ, kann Atemnot, akute Bauchschmerzen, neurologische Störungen umfassen.
   Bedenken: Kann zu Organversagen führen und erfordert ein rasches Eingreifen.
3. Infektion an einem Prothesengelenk
   Symptome: Schmerzen, Schwellungen, Hitze und Rötung um das Prothesengelenk, möglicherweise mit Fieber.
   Bedenken: Infektionen erfordern häufig einen chirurgischen Eingriff und intravenöse Antibiotika.
4. Osteoporose mit Fraktur
   Symptome: Plötzlicher Schmerz, Unfähigkeit, den betroffenen Bereich zu bewegen, Verformung.

Bedenken: Einige Frakturen, z. B. Hüftfrakturen, erfordern einen dringenden chirurgischen Eingriff.

5. Medulla Kompression

Symptome: Starke Rücken- oder Nackenschmerzen, Schwäche oder Taubheit der Gliedmaßen, Schwierigkeiten beim Gehen, Inkontinenz.

Bedenken: Erfordert häufig eine Notoperation, um bleibende Schäden zu vermeiden.

6. Lupischer Ausbruch mit Nieren- oder neurologischem Befall

Symptome: Plötzliche Zunahme von Ödemen, Bluthochdruck, Verwirrung, Krämpfe.

Besorgnis: Diese Beeinträchtigungen können rasch fortschreiten und lebensbedrohlich sein.

7. Komplikationen von immunmodulatorischen Medikamenten

Symptome: Fieber, Schüttelfrost, Brustschmerzen, Kurzatmigkeit, schwere Hautausschläge, Gelbsucht.

Bedenken Sie: Einige Medikamente, die in der Rheumatologie verwendet werden, können schwere Nebenwirkungen verursachen, die ein sofortiges ärztliches Eingreifen erfordern.

8. Temporalit-Syndrom (Riesenzellarteriitis)

Symptome: Starke Kopfschmerzen, Kieferschmerzen beim Kauen, Sehstörungen.

Bedenken: Wenn dieser Zustand nicht umgehend behandelt wird, kann er zu dauerhafter Blindheit führen.

Die Fähigkeit, diese Notfallsituationen in der Rheumatologie schnell zu erkennen, ist für Angehörige der Gesundheitsberufe und Patienten von entscheidender Bedeutung. Die schnelle Behandlung dieser Situationen kann einen erheblichen Unterschied in der Prognose und der Lebensqualität des Patienten ausmachen. Wenn Sie sich nicht sicher sind, wie ernst eine Situation ist, sollten Sie immer einen Angehörigen der Gesundheitsberufe konsultieren.

Erste Hilfe und schnelle Eingriffe

Angesichts eines rheumatologischen Notfalls ist es von entscheidender Bedeutung, dass man die Erste-Hilfe-Maßnahmen und das schnelle Eingreifen kennt, um Komplikationen zu begrenzen und dem Patienten die besten Erholungschancen zu bieten. Hier sind einige allgemeine Leitlinien für einige der zuvor erwähnten Notfallsituationen:

1. Schwere Gichtanfälle

    Interventionen: Hochlagern des betroffenen Beins oder Arms, Eisanwendung, Vermeidung von Gewicht auf dem betroffenen Bereich.

    Medikamente: Verabreichen Sie nichtsteroidale NSAIDs) Entzündungshemmer), wenn der Patient keine Kontraindikation hat.

2. Vaskulitis mit Befall eines lebenswichtigen Organs

    Interventionen: Sofortige Einweisung in ein Krankenhaus. Enge medizinische Überwachung zur Beurteilung der Organschädigung.

    Medikamente: Kortikosteroide und/oder Immunsuppressiva könnten erforderlich sein.

3. Infektion an einem Prothesengelenk

    Eingriffe: Ruhigstellung des Gelenks, Krankenhausaufenthalt zur Beurteilung und Behandlung.

    Medikamente: Intravenöse Antibiotika.

4. Osteoporose mit Fraktur

    Eingriffe: Ruhigstellung des gebrochenen Bereichs, schonender Transport zur medizinischen Beurteilung.

    Medikamente: Analgetika gegen Schmerzen.

5. Medulla Kompression

    Interventionen: Immobilisierung des Patienten, Transport in stabiler Position zu einer Notaufnahme.

    Medikamente: Kortikosteroide können verabreicht werden, um die Entzündung zu reduzieren.

6. Lupischer Ausbruch mit Nieren- oder neurologischem Befall

Interventionen: Hospitalisierung zur Überwachung und Behandlung.

Medikamente: Kortikosteroide und/oder Immunsuppressiva können verabreicht werden.

7. Komplikationen von immunmodulatorischen Medikamenten

Interventionen: Absetzen des betreffenden Medikaments, sofortige medizinische Beurteilung.

Medikamente: Die Behandlung hängt von der Art der Komplikation ab.

8. Temporalit-Syndrom (Riesenzellarteriitis)

Interventionen: Medizinische Notfallberatung.

Medikamente: Kortikosteroide in hohen Dosen zur Verhinderung von Sehverlust.

Allgemeine Ratschläge :

Führen Sie immer eine aktuelle Liste der Medikamente des Patienten.

Im Zweifelsfall sollten Sie schnell einen Arzt aufsuchen oder sich in ein Krankenhaus begeben.

Zögern Sie nie, einen Krankenwagen zu rufen, wenn die Situation ernst erscheint oder wenn ein Transport aus eigener Kraft riskant ist.

Obwohl diese anfänglichen Maßnahmen von entscheidender Bedeutung sind, müssen Patienten mit rheumatischen Erkrankungen unbedingt regelmäßig von einem Spezialisten betreut werden, um Notfallsituationen vorzubeugen und angemessen zu bewältigen. Die kontinuierliche Fortbildung von Angehörigen der Gesundheitsberufe und der Patienten selbst kann wesentlich zu einer optimalen Betreuung in solchen Situationen beitragen.

Kommunikation
mit dem medizinischen Team in Notfällen

Die wirksame Behandlung eines medizinischen Notfalls hängt nicht nur von einer schnellen medizinischen Intervention ab, sondern auch von einer klaren und effektiven Kommunikation innerhalb des medizinischen Teams. Ob Sie nun Patient, Familienangehöriger oder Angehöriger eines Gesundheitsberufs sind, zu wissen, wie Sie in einem Notfall mit dem medizinischen Team kommunizieren, ist von entscheidender Bedeutung.

1. Klarheit an erster Stelle

   Warum ist das wichtig? In einer Notsituation zählt jede Sekunde. Vermeiden Sie überflüssige Details und kommen Sie direkt zur Sache.

   Tipp: Verwenden Sie die "SBAR"-Methode: Situation, Background (Hintergrund), Assessment (Bewertung), Recommendation (Empfehlung).
2. Verwenden Sie eine einfache und präzise Sprache

   Warum ist das wichtig? Medizinischer Fachjargon kann zwar unter Angehörigen der Gesundheitsberufe relevant sein, in Notsituationen jedoch Verwirrung stiften.

   Tipp: Wenn Sie den Fachbegriff nicht kennen, beschreiben Sie das Symptom oder die Situation so gut wie möglich.
3. Seien Sie sich Ihrer nonverbalen Sprache bewusst

   Warum ist das wichtig? Ihre Körpersprache und Ihr Tonfall können beeinflussen, wie Ihre Botschaft ankommt.

   Tipp: Halten Sie Blickkontakt, sprechen Sie ruhig und gestikulieren Sie angemessen.
4. Die bidirektionale Validierung

   Warum ist es wichtig? Es muss sichergestellt werden, dass der Empfänger die Nachricht so verstanden hat, wie sie gemeint war.

Tipp: Bitten Sie die Person, das Gesagte zu wiederholen, oder stellen Sie Fragen, um das Verständnis zu bestätigen.

5. Seien Sie vorbereitet

Warum ist das wichtig? Alle relevanten Informationen über einen Patienten griffbereit zu haben, kann den Behandlungsprozess beschleunigen.

Tipp: Führen Sie eine aktuelle Liste mit den Medikamenten, der Krankengeschichte und den Allergien des Patienten.

6. Fördern Sie die Offene Kommunikation

Warum ist das wichtig? Jedes Mitglied des medizinischen Teams, ob Krankenpfleger, Arzt oder anderes Gesundheitspersonal, hat eine einzigartige Rolle und eine wertvolle Perspektive.

Tipp: Fördern Sie offene Diskussionen und den Austausch von Informationen und respektieren Sie die Beiträge jedes Einzelnen.

7. Bitten Sie um Klärung, wenn nötig

Warum ist das wichtig? Wenn etwas unklar ist, ist es besser, jetzt Fragen zu stellen, als später Missverständnisse zu haben.

Tipp: Wenn Sie einen Begriff oder eine Anweisung nicht verstehen, bitten Sie um eine Erklärung.

Kommunikation ist ein Grundpfeiler der medizinischen Versorgung, insbesondere in Notfallsituationen. Wenn Sie darauf achten, dass Sie klar, prägnant und offen für eine Zusammenarbeit sind, können Sie dazu beitragen, eine effektive und sichere Behandlung für den Patienten zu gewährleisten. Eine Weiterbildung in Kommunikation kann auch für Angehörige der Gesundheitsberufe von Vorteil sein, um ihre Fähigkeiten zu verbessern und sicherzustellen, dass sie auf jeden Notfall vorbereitet sind.

Kapitel 13 :
PRÄVENTION IN DER RHEUMATOLOGIE

Sensibilisierung und Bildung zur Prävention

Rheumatische Erkrankungen können zwar eine genetische Komponente haben, werden aber auch von Umwelt- und Verhaltensfaktoren beeinflusst. Die Sensibilisierung und Aufklärung von Patienten und der Allgemeinbevölkerung über Prävention ist daher ein wesentlicher Schritt, um die Inzidenz dieser Krankheiten zu senken, ihren Ausbruch zu verzögern oder ihren Schweregrad zu mildern.

1. Das Verständnis von rheumatischen Erkrankungen

Warum ist das wichtig? Der erste Schritt bei der Prävention ist es, zu verstehen, was man zu verhindern versucht.

Tipp: Organisieren Sie regelmäßige Workshops oder Informationsveranstaltungen für Patienten, ihre Familien und die Gemeinde.

2. Bedeutung der Früherkennbarkeit

Warum ist das wichtig? Ein frühzeitiges Eingreifen kann schwere Komplikationen verhindern und die Lebensqualität erhalten.

Tipp: Klären Sie über die gängigen Anzeichen und Symptome rheumatischer Erkrankungen auf und motivieren Sie dazu, bei einem Verdacht schnell einen Arzt aufzusuchen.

3. Die Rolle der Ernährung

Warum ist das wichtig? Eine ausgewogene Ernährung kann dazu beitragen, bestimmten rheumatischen Erkrankungen vorzubeugen.

Tipp: Legen Sie Wert auf eine Ernährung, die reich an Omega-3-Fettsäuren ist und wenig Zucker und verarbeitete Lebensmittel enthält. Fördern Sie den Verzehr von grünem Blattgemüse, fettem Fisch und Nüssen.

4. Bedeutung körperlicher Aktivität

Warum ist es wichtig? Regelmäßige Bewegung hilft, die Gelenke geschmeidig und die Muskeln stark zu halten.

Tipp: Stellen Sie Übungsprogramme vor, die für verschiedene Altersgruppen und Fähigkeitsniveaus geeignet sind.

5. Vermeidung von veränderbaren Risikofaktoren

Warum ist das wichtig? Rauchen, übermäßiger Alkoholkonsum und Übergewicht sind veränderbare Risikofaktoren.

Tipp: Bieten Sie Programme zur Raucherentwöhnung, zur Mäßigung des Alkoholkonsums und zum Gewichtsmanagement an.

6. Aufklärung über Medikamente

Warum ist das wichtig? Einige Medikamente können das Risiko für rheumatische Erkrankungen erhöhen oder deren Symptome verschlimmern.

Tipp: Erziehen Sie darüber, wie wichtig es ist, den Arzt über alle eingenommenen Medikamente, einschließlich natürlicher Heilmittel, zu informieren.

7. Schutz der Gelenke

Warum ist das wichtig? Verletzungen können eine rheumatische Erkrankung beschleunigen oder verschlimmern.

Tipp: Schärfen Sie das Bewusstsein für die Bedeutung von Schutzausrüstung beim Sport und beraten Sie über die richtige Körperhaltung bei der Arbeit und zu Hause.

Die Präventionserziehung in der Rheumatologie ist eine langfristige Investition. Wenn man den Menschen die Instrumente und das Wissen vermittelt, die sie benötigen, um sich um ihre Gesundheit des Bewegungsapparats zu kümmern, kann man die Häufigkeit und Schwere rheumatischer Erkrankungen verringern, die Lebensqualität verbessern und die Belastung für die Gesundheitssysteme senken.

Präventionsprogramme für Risikogruppen

Die Identifizierung und Ausrichtung auf rheumatologische Risikogruppen ist für die Einführung wirksamer Präventionsprogramme von entscheidender Bedeutung. Diese Programme sollen Risikofaktoren antizipieren, frühzeitig erkennen und managen, um die Wahrscheinlichkeit der Entwicklung einer rheumatischen Erkrankung zu minimieren oder deren Schweregrad zu verringern.

1. Identifikation von Risikogruppen

Genetische Faktoren: Personen mit einer Familiengeschichte von rheumatischen Erkrankungen.

Verhaltensfaktoren: Personen, die einen sitzenden Lebensstil pflegen, rauchen oder übermäßig viel Alkohol konsumieren.

Berufliche Faktoren: Personen, die in Berufen arbeiten, die wiederholte körperliche Anstrengungen oder ungünstige Körperhaltungen erfordern.

2. Sensibilisierungskampagnen

Regelmäßige ärztliche Untersuchungen: Jährliche ärztliche Untersuchungen zur Früherkennung fördern.

Broschüren und Workshops: Verbreiten Sie Informationen über Symptome, Risiken und Prävention.

3. Programme zur beruflichen Bildung

Ergonomie: Kurs über die Anpassung von Arbeitsplätzen, um die Belastung der Gelenke zu verringern.

Workshops zur Körperhaltung: Vermittlung guter Praktiken zum Heben, Sitzen und Stehen.

4. Ernährungsinterventionen

Ernährungsberatung: Beratung zu einer ausgewogenen Ernährung, die reich an natürlichen Entzündungshemmern ist.

Programme zum Gewichtsmanagement: Übergewichtige sollen dabei unterstützt werden, ein gesundes Gewicht zu erreichen und zu halten.

5. Angepasste Übungsprogramme

Sanfte Gymnastik: Yoga- oder Pilateskurse zur Verbesserung der Flexibilität.

Kräftigungsübungen: Übungen zur Stärkung der Muskeln um die Gelenke herum.

6. Raucherentwöhnung und Alkohol-Moderation

Unterstützungsprogramme: Entwöhnungsgruppen, Verhaltenstherapien und Medikamente

7. Sensibilisierung von Gesundheitsfachkräften

Fortlaufende Schulungen: Aktualisierung der Kenntnisse von Gesundheitsfachkräften über die neuesten Entwicklungen im Bereich der Prävention.

8. Gemeinschaftliche Programme

Selbsthilfegruppen: Erstellen Sie Gruppen, in denen Sie Erfahrungen und Ratschläge austauschen können.

Bildungsworkshops: Führen Sie regelmäßig Workshops in Schulen, Seniorenzentren und anderen Einrichtungen durch.

Die Einführung von Präventionsprogrammen für Risikogruppen ist ein proaktiver Ansatz der öffentlichen Gesundheitsfürsorge in der Rheumatologie. Indem man gezielt diejenigen anspricht, die am ehesten rheumatische Erkrankungen entwickeln, und ihnen die nötigen Ressourcen und Kenntnisse zur Verfügung stellt, kann die Inzidenz dieser Erkrankungen gesenkt und die Lebensqualität vieler Menschen verbessert werden.

Spezifische Impfungen und Prophylaxe in der Rheumatologie

Patienten mit rheumatischen Erkrankungen, insbesondere solche, die Immunsuppressiva oder biologische Wirkstoffe einnehmen, können ein geschwächtes Immunsystem haben. Dies macht sie anfälliger für bestimmte Infektionen. Daher sind Impfungen und andere prophylaktische Maßnahmen zum Schutz dieser Patienten von entscheidender Bedeutung.

1. Bedeutung der Impfung

   Verringerung des Infektionsrisikos: Rheumapatienten sind aufgrund der Krankheit selbst oder der Medikamente, die sie einnehmen, oft anfälliger für Infektionen.

   Vermeidung von Komplikationen: Einige Infektionen können rheumatische Erkrankungen verschlimmern oder deren Behandlung beeinträchtigen.

2. Empfohlene Impfungen

   Grippe: Jährliche Impfung zum Schutz vor der saisonalen Grippe.

   Pneumokokken: Gegen Pneumokokkeninfektionen wie Lungenentzündung.

   Gürtelrose: Zur Vorbeugung von Herpes Zoster, insbesondere bei älteren Patienten oder Patienten, die Immunsuppressiva einnehmen.

   HBV und HCV: Bei Patienten, die einem Expositionsrisiko ausgesetzt sind.

   HPV: Für junge Frauen und einige junge Männer zur Vorbeugung von virusbedingten Krebserkrankungen.

3. Zu vermeidende Impfungen

   Abgeschwächte Lebendimpfstoffe: Wie der orale Polio-Impfstoff oder der BCG-Impfstoff, die bei immungeschwächten Personen Infektionen verursachen können.

4. Überlegungen zum Timing von Impfungen

Vor Beginn einer immunsuppressiven Behandlung ist dies oft der beste Zeitpunkt, um Impfungen zu verabreichen.

Bei einigen Impfstoffen kann es erforderlich sein, nach Beendigung oder vor Beginn der immunsuppressiven Behandlung eine gewisse Zeit zu warten.

5. Antiinfektiöse Prophylaxe

Prophylaktische Antibiotika: Für Patienten mit einem hohen Risiko für bakterielle Infektionen.

Antimykotika: Bei Patienten, die Immunsuppressiva einnehmen und bei denen ein Risiko für Pilzinfektionen besteht.

Malariaprophylaxe: Für Patienten, die in Gebiete reisen, in denen Malaria endemisch ist.

6. Patientenaufklärung

Die Bedeutung verstehen: Erklären Sie, warum Impfungen und Prophylaxe entscheidend sind.

Nebenwirkungen: Informieren Sie über mögliche Nebenwirkungen und was Sie beachten sollten.

Aktuell halten: Patienten dazu anhalten, ihren Impfpass **auf dem** neuesten Stand zu halten.

7. Medizinische Betreuung

Serologische Tests: Zur Überprüfung der Immunität gegen bestimmte Krankheiten nach einer Impfung.

Regelmäßige Untersuchungen: Um Anzeichen einer Infektion oder Komplikation frühzeitig zu erkennen.

Der Umgang mit rheumatischen Erkrankungen beschränkt sich nicht auf die Behandlung der Krankheit selbst. Die Berücksichtigung präventiver Aspekte wie Impfung und Prophylaxe ist von entscheidender Bedeutung, um eine umfassende Betreuung des Patienten zu gewährleisten, die damit verbundenen Risiken zu verringern und die Lebensqualität zu verbessern.

Kapitel 14 :
PÄDAGOGIK UND BILDUNG
IN DER RHEUMATOLOGIE

Die Rolle des ausbildenden Krankenpflegers

In der sich ständig wandelnden Welt der Medizin ist die ständige Weiterbildung von entscheidender Bedeutung, um eine qualitativ hochwertige Pflege zu gewährleisten. Der ausbildende Krankenpfleger spielt in dieser Hinsicht eine zentrale Rolle und stellt sicher, dass aktuelle und zukünftige Pflegekräfte angemessen mit den Fähigkeiten und Kenntnissen ausgestattet sind, die sie benötigen, um in ihrem Beruf zu glänzen.

1. Einführung in die Krankenpflegerausbildung
   Geschichte: Wie sich die Rolle des ausbildenden Krankenpflegers im Laufe der Zeit entwickelt hat.
   Bedeutung: Warum die Ausbildung in der Krankenpflegerpraxis von entscheidender **Bedeutung** ist.
2. Entwicklung von Bildungsprogrammen
   Bedarfsanalyse: Ermittlung der Bereiche, in denen eine Ausbildung erforderlich ist.
   Lehrplanentwicklung: Erstellung von Lehrplänen, die auf die ermittelten Bedürfnisse zugeschnitten sind.
3. Pädagogische Techniken
   Theoretisch vs. praktisch: Ausgewogenes Verhältnis zwischen Unterricht im Klassenzimmer und klinischer Ausbildung.
   Interaktive Methoden: Einsatz von Simulationen, Fallstudien und Gruppendiskussionen.

4. Bewertung und Feedback

Regelmäßige Beurteilungen: Sicherstellen, dass Krankenpfleger die erforderlichen Fähigkeiten erwerben.

Konstruktives Feedback: Geben Sie Feedback, um die Fähigkeiten und Kenntnisse zu verbessern.

5. Fortlaufende und spezialisierte Ausbildung

Workshops und Seminare: Organisieren Sie Sitzungen, in denen die neuesten Innovationen und Forschungsergebnisse vorgestellt werden.

Krankenpflege: Ausbildung von Krankenpflegern in bestimmten Bereichen wie Pädiatrie, Onkologie oder Rheumatologie.

6. Mentoring und Begleitung

Orientierung für neue Krankenpfleger: Neue Mitarbeiter werden durch die Komplexität ihrer Rolle geführt.

Berufliche Entwicklung: Unterstützung von Krankenpflegern bei der Identifizierung und Erreichung ihrer Karriereziele.

7. Interprofessionelle Zusammenarbeit

Arbeit mit anderen Gesundheitsfachkräften: Gewährleistung einer kohärenten und umfassenden Ausbildung.

Interdisziplinärer Austausch: Organisieren Sie gemeinsame Sitzungen mit anderen Angehörigen der Gesundheitsberufe, um das gegenseitige Verständnis zu fördern.

8. Wissenschaftliche und technologische Überwachung

Auf dem Laufenden bleiben: Sich über die neuesten Entwicklungen in der Krankenpflege und der Medizintechnik informieren.

Neue Techniken integrieren: Die Ausbildung an neue Methoden und Technologien anpassen.

9. Verwaltung und Logistik

Planung: Organisieren Sie Fortbildungsveranstaltungen, um den Bedürfnissen der Mitarbeiter gerecht zu werden.

Ressourcen: Verwaltung von Lehrbüchern, Ausrüstung und anderen Ressourcen, die für die Ausbildung benötigt werden.

10. Herausforderungen und Lösungen

Widerstand gegen **Veränderungen**: Auseinandersetzung mit Lernhindernissen.

Sich ständig weiterentwickeln: Anpassung der Ausbildungsprogramme an die raschen Veränderungen im medizinischen Bereich.

Ausbildende Krankenpfleger sind eine tragende Säule des Gesundheitssystems und stellen sicher, dass Krankenpfleger nicht nur kompetent sind, sondern auch Vertrauen in ihre Fähigkeit haben, außergewöhnliche Pflegeleistungen zu erbringen. Durch Ausbildung, Mentoring und Berufsbeobachtung helfen sie dabei, die nächste Generation von Krankenpflegern zu formen und eine hervorragende Patientenversorgung zu gewährleisten.

Spezielle Lehrmethoden und -mittel für die Rheumatologie

Die Ausbildung in Rheumatologie erfordert aufgrund ihrer Komplexität und ihres interdisziplinären Charakters einen speziellen pädagogischen Ansatz. Dieser Ansatz beruht auf einer Kombination aus traditionellen und innovativen Methoden, um eine bereichernde Lernerfahrung zu ermöglichen. Tauchen wir ein in diese Methoden und Tools, die speziell auf den Rheumatologieunterricht zugeschnitten sind.

1. Klinische Simulationen

High-Fidelity-Mannequins: Simulieren Sie Rheumapatienten-Szenarien für die Pflegepraxis.

Chronic Pain Scenarios: A helping Krankenpflegern to understand and manage pain associated with rheumatological diseases.

2. Praktische Workshops

Intraartikuläre Injektionen: Workshops, in denen spezielle Injektionstechniken geübt werden.

Physiotherapie: Workshops zum Erlernen von rheumaspezifischen Rehabilitationsmethoden.

3. Fallstudien

Interprofessionelle Diskussionen: Analyse realer Fälle zur Entwicklung von Diagnose- und Behandlungsfähigkeiten.

Erfahrungsaustausch: Krankenpfleger sollen sich über ihre eigenen Fälle, Herausforderungen und Lösungen austauschen können.

4. E-Learning-Module

Erklärvideos: Zu Themen wie der Pathophysiologie rheumatischer Erkrankungen.

Interaktive Quizzes: Testen Sie das Verständnis und verstärken Sie den Lernprozess.

5. 3D-Anatomie und Virtuelle Realität

3D-Gelenkmodelle: Um die Funktionsweise und die Erkrankungen der Gelenke zu verstehen.

Virtual-Reality-Simulationen: Ermöglichen ein vollständiges Eintauchen in klinische Szenarien.

6. Workshops zum Thema Zuhören und Kommunikation

Rollenspiele: Simulation von Arztbesuchen, um die Kommunikationsfähigkeiten mit Patienten zu verbessern.

Empathietraining: Spezifische Techniken, um die Emotionen von Patienten mit chronischen Schmerzen **zu** verstehen und mit ihnen umzugehen.

7. Zeitung Clubs

Präsentation aktueller Artikel: Förderung der wissenschaftlichen Überwachung und Austausch der neuesten Entwicklungen in der Rheumatologie.

Kritische Diskussionen: Analysieren und diskutieren Sie neue Behandlungsmethoden und Fallstudien.

8. Workshops zu Gesten und Körperhaltungen

Prävention von Muskel- und Skeletterkrankungen: Techniken zur Vermeidung von Verletzungen bei der Handhabung von Patienten.

Ergonomie im Krankenhaus: Anpassung der Arbeitsumgebung, um die Sicherheit von Pflegepersonal und Patienten zu gewährleisten.

9. Mentoring und Tutoring

Begleitprogramm: Erfahrene Krankenpfleger leiten Neulinge auf ihrem Weg in die Rheumatologie an.

Regelmäßiger Austausch: Sitzungen, in denen Erfahrungen ausgetauscht und Probleme gelöst werden.

10. Kollaborative Plattformen

Online-Foren: Hier können Sie Fälle diskutieren, Ressourcen austauschen und Fragen stellen.

Thematische Webinare: Online-Präsentationen zu bestimmten Themen, die von Experten geleitet werden.

Die Ausbildung in der Rheumatologie erfordert einen ganzheitlichen Ansatz, der sowohl die technischen als auch die menschlichen Fähigkeiten umfasst. Durch eine sinnvolle Kombination von Lehrmethoden und -instrumenten ist es möglich, Krankenpflegern eine umfassende und auf die Besonderheiten der Rheumatologie zugeschnittene Ausbildung zu bieten, die sie in die Lage versetzt, ihren Patienten die bestmögliche Pflege zukommen zu lassen.

Rückmeldungen und beste Praktiken in der Ausbildung

Die Ausbildung in der Rheumatologie entwickelt sich, wie auch in anderen medizinischen Bereichen, mit dem Fortschritt der Technologie, der Techniken und der Lehrmethoden ständig weiter. Neben dem theoretischen Wissen ist es von entscheidender Bedeutung, Erfahrungsberichte und bewährte Verfahren in den Vordergrund zu stellen. Diese Elemente tragen nicht nur zur Verbesserung der Qualität des Unterrichts bei, sondern ermöglichen es auch, die Schulungen an die tatsächlichen Bedürfnisse der Angehörigen der Gesundheitsberufe anzupassen.

1. Die Bedeutung von echten Zeugnissen
   - **Erfahrungsberichte von Krankenpflegern**: Der Austausch von Erfahrungsberichten bereichert die Ausbildung, indem er konkrete Herausforderungen und Lösungen aufzeigt.
   - **Patientenberichte**: Sie bieten einen einzigartigen Einblick in die Behandlung von rheumatischen Erkrankungen und unterstreichen die Bedeutung von Beziehungen bei der Pflege.
2. Learning by doing
   - **Klinische Praktika**: Das Lernen in realen Situationen ist eine der besten Lernmethoden, da es die Anwendung des Wissens in einem konkreten Kontext ermöglicht.
   - **Praktische Workshops**: Sie bieten einen sicheren Rahmen, um rheumaspezifische technische Handgriffe zu üben und zu beherrschen.
3. Die Bewertung von Fehlern
   - **Situationsanalyse**: Wenn man sich mit vergangenen Fehlern auseinandersetzt, kann man die Ursachen verstehen und eine Wiederholung vermeiden.

Konstruktives Feedback: Die Förderung einer Umgebung, in der Feedback positiv gegeben und empfangen wird, fördert das kontinuierliche Lernen.

4. Konstante Aktualisierung des Wissens

Fortlaufende Schulungen: Die Rheumatologie ist ein Bereich, der sich ständig weiterentwickelt.

Teilnahme an Konferenzen und Symposien: Diese Veranstaltungen bringen Experten aus verschiedenen Bereichen zusammen und bieten die Möglichkeit, die neuesten Entwicklungen zu entdecken.

5. Die Nutzung moderner Technologien

E-Learning-Plattformen: Digitale Medien ermöglichen einen flexiblen und personalisierten Zugang zum Lernen.

Virtuelle Realität: Das Eintauchen in simulierte Situationen verstärkt das Lernen und bereitet besser auf reale Situationen vor.

6. Bedeutung der Aktiven Pädagogik

Partizipative Methoden: Die aktive Teilnahme der Lernenden zu fördern, erhöht ihr Engagement und fördert die Merkfähigkeit.

Gruppenarbeit: Sie fördert den Austausch, die Zusammenarbeit und das gegenseitige Lernen.

7. Regelmäßige Bewertung

Quizzes und praktische Tests: Sie dienen dazu, das Verständnis zu messen und eventuelle Lücken zu erkennen, die es zu schließen gilt.

360-Grad-Bewertungen: Sie bieten einen umfassenden Überblick über die erworbenen Kompetenzen und die Bereiche, die verbessert werden müssen.

8. Austausch von Best Practices

Arbeitsgruppen: Wenn Fachleute zusammenkommen, um sich über ihre Methoden und Tipps auszutauschen, kann dies zur Verbreitung von Best Practices beitragen.

Veröffentlichungen: Verfassen und Weitergeben von Artikeln oder Handbüchern zu bewährten Techniken oder Methoden.

Um voll wirksam zu sein, muss die Ausbildung in der Rheumatologie dynamisch, lernerzentriert und praxisorientiert sein. Durch die Nutzung von Feedback und die Einbeziehung von Best Practices ist es möglich, kompetente und selbstbewusste Krankenpfleger auszubilden, die bereit sind, ihren Patienten eine qualitativ hochwertige Pflege zu bieten.

Kapitel 15 :
UMGANG MIT DEM ENDE DES LEBENS UND PALLIATIVPFLEGE

Die terminale Phase verstehen rheumatische Erkrankungen

Die Endphase einer Krankheit ist ein heikler und belastender Moment, sowohl für den Patienten als auch für seine Angehörigen. In der Rheumatologie sind zwar viele Erkrankungen chronisch und entwickeln sich über viele Jahre hinweg, doch einige können eine schwere Phase erreichen, die lebensbedrohlich sein kann. Das Verständnis dieser Phase ist für die Angehörigen der Gesundheitsberufe von entscheidender Bedeutung, um eine angemessene Pflege und Unterstützung zu gewährleisten.

1. Definition der Endphase

Merkmale: Phase, in der sich die Krankheit in einem fortgeschrittenen Stadium befindet, nicht mehr auf Behandlungen anspricht und sich die Symptome zunehmend verschlechtern.

Dauer: Diese Phase kann sich je nach Krankheit über Wochen, Monate oder sogar Jahre erstrecken.

2. Betroffene rheumatische Erkrankungen

Systemische Erkrankungen: Wie systemischer Lupus erythematodes, die mehrere lebenswichtige Organe betreffen können.

Komplikationen bei rheumatischen Erkrankungen: Bei manchen Patienten können sich aufgrund ihrer rheumatischen Erkrankung Komplikationen am Herzen, an der Lunge oder an den Nieren entwickeln.

118

3. Symptome und Anzeichen der Endphase

Sehr starke Schmerzen: Trotz schmerzstillender Behandlung.

Schwere Müdigkeit: Jede Aktivität wird anstrengend.

Organische Dysfunktionen: Herz-, Nieren- oder Ateminsuffizienz.

Allgemeinzustand: Appetitlosigkeit, Gewichtsverlust, Apathie.

4. Medizinische Behandlung

Symptomlinderung: Der Schwerpunkt liegt auf der Lebensqualität des Patienten.

Anpassung der Behandlung: Einige Medikamente können abgesetzt, andere eingeführt werden, um dem Patienten mehr Komfort zu bieten.

Palliativmedizin: Sie kommt zum Einsatz, wenn kurative Behandlungen nicht mehr wirksam sind.

5. Psychologische und emotionale Begleitung

Psychologische Unterstützung: Unterstützung des Patienten bei der Bewältigung seiner Krankheit.

Umgang mit Angstzuständen und Depressionen: Diese sind in diesem Stadium häufig.

Unterstützung bei der Entscheidungsfindung: Behandlungen, Sterbebegleitung, Patientenverfügung

6. Die Rolle des Krankenpflegers

Zuhören und Einfühlungsvermögen: Der Krankenpfleger ist oft der erste Ansprechpartner für den Patienten und seine Familie.

Koordination der Pflege: In Zusammenarbeit mit dem Arzt, dem Physiotherapeuten und dem Psychologen.

Aufklärung: Dem Patienten und seiner Familie helfen, die Krankheit, ihre Auswirkungen und die Behandlungsmöglichkeiten zu verstehen.

7. Unterstützung von Angehörigen

Frühzeitige Trauerbegleitung: Das Wissen um das nahende Ende kann schon vor dem Tod einen Trauerprozess auslösen.

Anleitung und Ressourcen: Angehörige an Organisationen, Selbsthilfegruppen oder psychosoziale Fachkräfte verweisen.

8. Ethik und Lebensende

Respektierung der Entscheidungen des Patienten: in Bezug auf Behandlungen, therapeutische Maßnahmen oder Palliativpflege

Patientenverfügung: Ein Dokument, in dem der Patient seinen Willen bezüglich seines Lebensendes zum Ausdruck bringt.

Ethik des Wohltuns und der Nicht-Schädigung: Das Wohl des Patienten steht im Mittelpunkt.

Die Endphase einer rheumatischen Erkrankung ist eine Zeit, die sowohl medizinische als auch emotionale Herausforderungen mit sich bringt. Sie erfordert einen ganzheitlichen, patientenzentrierten Ansatz, der eine optimale Lebensqualität, ständige Unterstützung und einen tiefen Respekt für die Entscheidungen des Patienten und seine Würde bietet.

Kommunikation mit dem Patienten und die Familie

Kommunikation ist ein Eckpfeiler der Krankenpflege. Dies gilt insbesondere für die Rheumatologie, wo die Patienten mit chronischen Erkrankungen leben, die nicht nur für sie selbst, sondern auch für ihre Umgebung tiefgreifende Auswirkungen haben können. Die Kommunikation mit Mitgefühl, Verständnis und Kompetenz anzugehen, ist entscheidend, um eine ganzheitliche Pflege zu gewährleisten.

1. Die Grundprinzipien der Kommunikation

Aktives Zuhören: Das bedeutet, dass Sie ganz präsent sind, die Körpersprache des Patienten beobachten und angemessen reagieren.

Empathie: Sich in die Lage des Patienten versetzen, seine Emotionen und Sorgen verstehen.

Klarheit: Verwenden Sie eine einfache Sprache, vermeiden Sie medizinischen Fachjargon und stellen Sie sicher, dass der Patient und seine Familie die Informationen verstehen.

2. Kommunikation mit dem Patienten

Beurteilung des Verständnisses: Fragen Sie den Patienten regelmäßig, ob er versteht oder ob er Fragen hat.

Anpassung an den Kenntnisstand des Patienten: Jeder Patient ist anders und es ist wichtig, sich an seinen Kenntnisstand anzupassen.

Wahrung der Vertraulichkeit: Besprechen Sie medizinische Informationen immer in einem privaten Raum.

3. Kommunikation mit der Familie

Anerkennung ihrer Rolle: Angehörige spielen oft eine Schlüsselrolle bei der Pflege, Begleitung und Unterstützung des Patienten.

Einbezug in Diskussionen: Wenn der Patient nicht dagegen ist, sollte die Familie in Diskussionen über Behandlung und Pflege einbezogen werden.

Ressourcen bereitstellen: Die Familie an nützliche Ressourcen wie Selbsthilfegruppen, Bücher oder Verbände verweisen.

4. Kommunikation über Diagnosen und Behandlungen

Umfassende Informationen: Erklären Sie die Art der Krankheit, die Symptome, die Behandlungsmöglichkeiten und die Nebenwirkungen.

Schrittweises Vorgehen: Manchmal kann es von Vorteil sein, Informationen Schritt für Schritt einzuführen, vor allem wenn es sich um einschneidende Ereignisse handelt.

Zusammenarbeit mit dem Arzt: Sicherstellen, dass die Informationen, die dem Patienten und seiner Familie übermittelt werden, einheitlich sind.

5. Ansprechen heikler Themen

Überbringen einer schlechten Nachricht: Gehen Sie behutsam vor, indem Sie anwesend sind und für Fragen zur Verfügung stehen.

Gespräche über das Lebensende: Sprechen Sie über die Palliativmedizin, die Patientenverfügung oder die Wünsche des Patienten.

Emotionsmanagement: Erkennen und bestätigen Sie die Emotionen des Patienten und seiner Familie und bieten Sie emotionale Unterstützung an.

6. Lösung von Konflikten

Proaktiver Ansatz: Erkennen Sie potenzielle Konfliktquellen wie unerfüllte Erwartungen oder Missverständnisse.

Zuhören und Bestätigung: Bedenken anhören, ohne zu urteilen.

Mediation: Manchmal kann es hilfreich sein, wenn eine neutrale dritte Person, z. B. ein Sozialarbeiter, eingreift.

Kommunikation ist das Herzstück der Pflegebeziehung. Sie erfordert Ausbildung, Praxis und Reflexion, um wirksam zu sein. Krankenpfleger in der Rheumatologie haben im Umgang mit Patienten, die mit chronischen Krankheiten konfrontiert sind, die schwierige Aufgabe, mitfühlend und kompetent zu kommunizieren und dabei die Bedürfnisse und Wünsche des Patienten und seiner Familie zu respektieren.

Emotionale und physische Unterstützung während der End-of-Life-Phase

Die Phase am Lebensende ist eine der heikelsten und intensivsten Phasen in der medizinischen Betreuung. Für Patienten mit rheumatischen Erkrankungen kann diese Phase durch einen fortschreitenden Verfall, zunehmende Schmerzen und eine tiefe Auseinandersetzung mit dem Leben und dem Tod gekennzeichnet sein. Für Krankenpfleger ist dies ein Moment, der ein aufmerksames Zuhören, eine tröstende Präsenz und eine angemessene emotionale und physische Pflege erfordert.

1. Emotionale Unterstützung: Eine beruhigende Präsenz

Aktives Zuhören: Dem Patienten die Möglichkeit geben, sich auszudrücken und seine Ängste, sein Bedauern und seine Wünsche mitzuteilen.

Validierung von Emotionen: Erkennen und validieren Sie die Gefühle des Patienten, seien es Trauer, Wut, Frustration oder Akzeptanz.

Spirituelle Begleitung: Wenn der Patient es wünscht, sollte der Zugang zu religiöser oder anderer spiritueller Unterstützung erleichtert werden.

Unterstützung der Familie: Auch die Angehörigen erleben diese Phase sehr intensiv. Es ist wichtig, sie zu begleiten, ihnen Sicherheit zu geben und ihre Fragen zu beantworten.

2. Schmerzlinderung: Eine Priorität

Regelmäßige Bewertung: Verwenden Sie Instrumente zur Bewertung von Schmerzen, um die Behandlung entsprechend anzupassen.

Kombinierte Therapien: Medikamente werden mit anderen Ansätzen kombiniert, z. B. Physiotherapie, Entspannungstraining oder Meditation.

Kommunikation mit dem Pflegeteam: Arbeiten Sie eng mit dem Arzt und dem Team zusammen, um eine optimale Schmerzbehandlung zu gewährleisten.

3. Physische Unterstützung: Für Komfort sorgen

Komfortpflege: Dazu gehören sanfte Massagen, regelmäßige Neupositionierung zur Vermeidung von Druckgeschwüren und die Verwendung von Kissen.

Hydratation und Ernährung: Die Ernährung an die Bedürfnisse und Fähigkeiten des Patienten anpassen und dabei auf eine ausreichende Hydratation achten.

Palliativmedizin: Sie zielt darauf ab, die bestmögliche Lebensqualität zu gewährleisten, indem Schmerzen und andere störende Symptome gelindert werden.

4. Vorbereitung auf den Tod

Offene Dialoge: Wenn der Patient es wünscht, kann über den Tod, seine Erwartungen und Wünsche für das Lebensende gesprochen werden.

Patientenverfügung: Sicherstellen, dass die Wünsche des Patienten in Bezug auf Behandlungen und Interventionen klar verstanden und respektiert werden.

Präsenz: Einfach da sein, eine Hand zum Halten anbieten, eine Schulter zum Ausweinen.

5. Begleitung nach dem Tod

Unterstützung für die Familie: Zuhören, Hilfe bei den postmortalen Schritten, Vermittlung von Ressourcen oder Selbsthilfegruppen.

Rituale: Rituale oder Zeremonien, die für die Familie oder den Verstorbenen von Bedeutung sind, respektieren und erleichtern.

Körperpflege: Gehen Sie bei der Körperpflege mit Respekt und Würde vor.

Die Begleitung am Lebensende ist eine Ehre, aber auch eine Herausforderung. Sie erfordert eine tiefe Menschlichkeit, klinisches Fachwissen und die Fähigkeit, auch in den schwierigsten Momenten präsent zu sein. Für

Krankenpfleger in der Rheumatologie ist diese Phase eine Gelegenheit, unschätzbare Unterstützung, Trost und eine verbesserte Lebensqualität bis zum Ende zu bieten.

Kapitel 16 :
REFLEXIONEN UND PERSPEKTIVEN FÜR DIE ZUKUNFT

Die großen Herausforderungen der Zukunft in der Rheumatologie

Die Rheumatologie befindet sich, wie alle Zweige der Medizin, in einem ständigen Wandel. Obwohl viele Fortschritte beim Verständnis und der Behandlung von rheumatischen Erkrankungen erzielt wurden, tauchen am Horizont neue Herausforderungen auf, die die Angehörigen der Gesundheitsberufe dazu zwingen, sich anzupassen und innovativ zu sein. Im Folgenden erhalten Sie einen Überblick über die großen Herausforderungen, denen sich die Rheumatologie in den kommenden Jahren stellen muss.

1. Die Personalisierung der Pflege
Mit der Entwicklung der personalisierten Medizin besteht die Herausforderung darin, die Behandlungen an die genetischen, umweltbedingten und molekularen Merkmale jedes einzelnen Patienten anzupassen. Dadurch könnte die Wirksamkeit der Behandlungen optimiert und gleichzeitig die Nebenwirkungen minimiert werden.

2. Autoimmunerkrankungen
Die Zahl der Menschen, die von Autoimmunerkrankungen betroffen sind, von denen viele rheumatische Erkrankungen sind, steigt. Das Verständnis der zugrunde liegenden Mechanismen und die Entwicklung gezielterer und weniger immunsuppressiver Behandlungsmethoden sind eine große Herausforderung.

3. Die Erhöhung der Lebenserwartung
Da die Bevölkerung immer älter wird, wird die Prävalenz altersbedingter rheumatischer Erkrankungen wie Arthrose voraussichtlich steigen. Dies wirft Fragen zum langfristigen Umgang mit diesen Erkrankungen und zur Prävention auf.

4. Die Entwicklung von Antibiotikaresistenzen
Der Einsatz von Antibiotika bei der Behandlung bestimmter rheumatischer Erkrankungen wie reaktiver Arthritis könnte durch die Zunahme bakterieller Resistenzen gefährdet werden, was alternative Behandlungsmethoden erforderlich macht.

5. Technologie und Telemedizin
Die Integration von Technologie in die Patientenbetreuung, sei es durch Apps, Wearables oder Telemedizin, bietet Chancen, stellt aber auch Herausforderungen in Bezug auf Ethik, Datenschutz und Ausbildung.

6. Bildung und Prävention
Die Aufklärung der Öffentlichkeit über rheumatische Erkrankungen, ihre Symptome, Risikofaktoren und die Bedeutung einer frühzeitigen Diagnose ist entscheidend, um die Auswirkungen dieser Zustände zu verringern.

7. Ungleichheiten beim Zugang zur Gesundheitsversorgung
Die Gewährleistung eines gleichberechtigten Zugangs zu Behandlungen, insbesondere zu den neuesten und teuersten, ist eine globale Herausforderung. Es ist von entscheidender Bedeutung, sich mit sozioökonomischen und geografischen Unterschieden auseinanderzusetzen.

8. Die wachsende Rolle alternativer Therapien
Die zunehmende Beliebtheit alternativer oder komplementärer Ansätze wie Osteopathie, Akupunktur oder entzündungshemmende Diäten fordert dazu auf, ihre Wirksamkeit streng zu bewerten und sie in eine umfassende Behandlung einzubeziehen.

9. Forschung und Finanzierung
Die Forschung im Bereich Rheumatologie benötigt eine angemessene Finanzierung, um weiter voranzukommen. Angesichts einer schwankenden Wirtschaftslandschaft ist die Sicherung dauerhafter Ressourcen für die Forschung eine entscheidende Herausforderung.

10. Das Wohlbefinden von Angehörigen der Gesundheitsberufe
Die Pflege von Patienten ist anspruchsvoll. Die Gewährleistung des Wohlbefindens und die Vermeidung von Burnout bei Krankenpflegern, Ärzten und anderen Mitarbeitern ist für die Aufrechterhaltung eines optimalen Pflegeniveaus von entscheidender Bedeutung.

Angesichts dieser Herausforderungen muss sich die Rheumatologie weiterentwickeln, anpassen und innovativ sein. Diese Herausforderungen stellen zwar Hindernisse dar, bieten aber auch Chancen für die Disziplin, sich zu erneuern und den Patienten eine immer effizientere und menschlichere Behandlung zu bieten.

Die Rolle des Krankenpflegers im Wandel der Zeit des Gesundheitssystems

Die Entwicklung des Gesundheitssystems ist von zahlreichen Veränderungen geprägt: technologische Fortschritte, eine sich verändernde Ärztedemografie, komplexere Krankheitsbilder, ethische und wirtschaftliche Herausforderungen und steigende Erwartungen der Patienten. Inmitten dieses Strudels spielt der Krankenpfleger eine zentrale Rolle, indem er sich anpasst und innovativ ist, um den neuen Bedürfnissen gerecht zu werden und gleichzeitig die Qualität der Pflege zu wahren. Lassen Sie uns gemeinsam erkunden, wie der

Krankenpfleger sich an diese Entwicklung anpasst und dazu beiträgt.

1. Förderer der Prävention

Mit der Zunahme chronischer Krankheiten ist der Krankenpfleger oft die erste Anlaufstelle für Patienten. Er spielt eine herausragende Rolle bei der Förderung einer gesunden Lebensweise, der Vorbeugung von Krankheiten und bei Impfungen.

2. Experte für Telemedizin

Die Telemedizin hat an Bedeutung gewonnen, insbesondere durch die COVID-19-Pandemie. Krankenpfleger werden in der Nutzung dieser Tools geschult, die eine Fernüberwachung von Patienten ermöglichen und eine kontinuierliche Pflege gewährleisten.

3. Koordinator/in für Behandlungspfade

Angesichts der zunehmenden Komplexität der Krankheitsbilder sorgt der Krankenpfleger dafür, dass die Pflege zwischen verschiedenen Gesundheitsfachkräften koordiniert wird. Er stellt sicher, dass der Patient eine abgestimmte und auf seine Situation zugeschnittene Versorgung erhält.

4. Akteur der therapeutischen Bildung

Der Krankenpfleger lehrt die Patienten, ihre Krankheit besser zu verstehen, ihre Behandlung zu verwalten und Komplikationen zu antizipieren, und stärkt so ihre Autonomie.

5. Menschliche Relais in einer technologischen Welt

Trotz der Integration von Technologie in die Pflege bleibt die menschliche Dimension von größter Bedeutung. Der Krankenpfleger ist oft das beruhigende Gesicht, das aufmerksame Ohr, das den Patienten ein offenes Ohr und emotionale Unterstützung bietet.

6. Ethischer Wächter

Angesichts der ethischen Dilemmas, die die moderne Medizin mit sich bringen kann, positioniert sich der Krankenpfleger als Hüter der Grundwerte der Pflege: Achtung der Würde, der Einwilligung und der Rechte des Patienten.

7. Ausbilder und Mentor

Da sich die Praktiken und das Wissen ständig weiterentwickeln, fungiert der erfahrene Krankenpfleger als Ausbilder und Mentor für neue Berufsanfänger und gewährleistet so die Weitergabe von Kompetenzen.

8. Innovator in der Krankenpflege

Krankenpfleger sind häufig Vorreiter bei Innovationen in der Pflege und schlagen neue Ansätze oder Techniken vor, um die Qualität und Wirksamkeit der Maßnahmen zu verbessern.

9. Botschafter für Interdisziplinäre Arbeit

Krankenpfleger sind ein wichtiges Glied in der Teamarbeit. Sie arbeiten eng mit Ärzten, Apothekern, Physiotherapeuten und anderen Berufsgruppen zusammen und fördern eine umfassende Betreuung.

10. Verteidiger der Gleichheit im Gesundheitswesen

Krankenpfleger sind sich des ungleichen Zugangs zur Gesundheitsversorgung bewusst und bemühen sich um eine gerechte Gesundheitsförderung, indem sie dafür sorgen, dass jeder Patient unabhängig von seiner Situation eine qualitativ hochwertige Versorgung erhält.

Der Krankenpfleger ist aufgrund seiner einzigartigen Position zwischen dem Patienten und dem Gesundheitssystem ein unumgänglicher Akteur bei der Entwicklung des letzteren. Seine Fähigkeit, sich anzupassen, innovativ zu sein und den Patienten in den

Mittelpunkt seiner Praxis zu stellen, gewährleistet, dass das Gesundheitssystem trotz der Umwälzungen und Herausforderungen der Moderne weiterhin konsequent auf den Menschen ausgerichtet bleibt.

Bedeutung von Innovationen und Anpassungsfähigkeit

In einer Welt, in der sich Medizin und Technologie rasant weiterentwickeln, sind Innovation und Anpassungsfähigkeit zu Schlüsselqualifikationen für Gesundheitsfachkräfte geworden, insbesondere für diejenigen, die in der Rheumatologie tätig sind. Lassen Sie uns gemeinsam erforschen, warum und wie diese beiden Qualitäten in diesem speziellen Bereich von entscheidender Bedeutung sind.

Das Aufkommen neuer Therapien
Die Rheumatologie ist, wie viele andere medizinische Fachgebiete auch, Zeuge der regelmäßigen Entstehung neuer Therapien. Ob revolutionäre biologische Medikamente oder fortschrittliche Rehabilitationstechniken - es gibt ständig Innovationen. Für den Krankenpfleger in der Rheumatologie ist es entscheidend, auf dem Laufenden zu bleiben. Sie müssen sich schnell anpassen, um diese neuen Therapieoptionen zu verstehen, zu verabreichen und die Patienten darüber aufzuklären.

Die Integration von Technologie
Das digitale Zeitalter hat Technologien wie Apps zur Überwachung von Symptomen, tragbare Geräte zur Messung physiologischer Indikatoren und telemedizinische Plattformen eingeführt. Anpassungsfähigkeit ermöglicht es dem Krankenpfleger, sich mit diesen Werkzeugen vertraut zu machen, ihre Vorteile und Grenzen zu erfassen und sie in die Patientenversorgung einzubeziehen.

Den vielfältigen Bedürfnissen der Patienten gerecht werden

Jeder Patient ist einzigartig. Mit dem Aufkommen der personalisierten Pflege muss der Krankenpfleger innovativ sein, um die Pflegepläne an die individuellen Bedürfnisse, Vorlieben und Umstände jedes einzelnen Patienten anzupassen.

Antizipation der Entwicklung der Pathologie

Die fortschreitende Natur rheumatischer Erkrankungen erfordert eine sorgfältige Überwachung und die Fähigkeit, Veränderungen vorwegzunehmen. Anpassungsfähigkeit ermöglicht es dem Krankenpfleger, die Pflege anzupassen und proaktiv auf potenzielle Komplikationen zu reagieren.

Interprofessionelle Zusammenarbeit

Der kollaborative Ansatz in der Medizin erfordert die Zusammenarbeit mit verschiedenen Berufsgruppen (Ärzte, Physiotherapeuten, Psychologen). Innovation erleichtert die Umsetzung neuer Methoden der Teamarbeit, während Anpassungsfähigkeit die effiziente Navigation in diesen interdisziplinären Teams ermöglicht.

Weiterbildung und Patientenaufklärung

Die sich verändernde medizinische Landschaft erfordert eine ständige Weiterbildung. Der Krankenpfleger muss nicht nur sich selbst weiterbilden, sondern auch in der Lage sein, innovative Bildungsmethoden zu entwickeln, um Informationen effektiv an die Patienten weiterzugeben.

Umgang mit unvorhergesehenen Ereignissen und Krisensituationen

In einer rheumatologischen Abteilung können unvorhergesehene Situationen auftreten, sei es eine unerwartete Arzneimittelreaktion oder eine akute Krise. Anpassungsfähigkeit ermöglicht es dem Krankenpfleger, schnell zu reagieren, während Innovation alternative Lösungen bieten kann, wenn es keine etablierten Protokolle gibt.

Innovation und Anpassungsfähigkeit sind nicht nur Buzzwords; sie sind das Herzstück der modernen Praxis in der Rheumatologie. Sie ermöglichen es dem Krankenpfleger, eine optimale Versorgung zu gewährleisten, Herausforderungen zu antizipieren und mit der sich ständig verändernden medizinischen Landschaft Schritt zu halten. Im Streben nach einer optimalen Patientenversorgung sind diese Qualitäten von unschätzbarem Wert.

Kapitel 17 :
DER KRANKENPFLEGER VOR DEN HERAUSFORDERUNGEN DER PÄDIATRISCHEN RHEUMATOLOGIE

Besonderheiten rheumatischer Erkrankungen bei Kindern

Die Kinderrheumatologie ist eine eigenständige Unterspezialität, die sich auf rheumatische Erkrankungen bei Kindern konzentriert. Einige dieser Erkrankungen ähneln zwar den bei Erwachsenen beobachteten, weisen aber dennoch kinderspezifische Besonderheiten auf, sowohl was ihre Erscheinungsformen als auch was ihre Behandlung betrifft.

Das Spektrum der rheumatischen Erkrankungen bei Kindern

Juvenile   Idiopathische Arthritis (JIA): Dies ist die häufigste Form der chronischen Arthritis bei Kindern. Sie umfasst verschiedene Subtypen, die jeweils ihre eigenen Merkmale und therapeutischen Herausforderungen aufweisen.

Systemischer   Lupus erythematodes (SLE): Obwohl er bei Kindern seltener auftritt als bei Erwachsenen, kann er sich bei jungen Patienten schwerer äußern.

Schmerzsyndrome des Bewegungsapparats: Sie sind in der Kindheit häufig und können auf so unterschiedliche Faktoren wie Wachstum, Aktivitätsniveau oder sogar Stress zurückzuführen sein.

Vaskulitis : Diese Entzündungen der Blutgefäße können verschiedene Organe betreffen und sich bei Kindern auf vielfältige Weise äußern.

Klinische Manifestationen: Eine vielfältige Symptompalette
Es kann sein, dass ein Kind Schmerzen nicht auf die gleiche Weise ausdrückt oder verbalisiert wie ein Erwachsener. Anzeichen wie morgendliches Hinken, Steifheit oder sogar Verhaltensstörungen können auf eine rheumatische Erkrankung hindeuten.

Die diagnostischen Herausforderungen

Unspezifische Symptome: Bei Kindern können die Erscheinungen vage sein und andere häufige Erkrankungen wie Virusinfektionen nachahmen.

Bedeutung der Krankengeschichte: Das Sammeln einer detaillierten Krankengeschichte ist entscheidend, da sich Kinder möglicherweise nicht an die Entwicklung ihrer Symptome erinnern oder diese klar artikulieren können.

Therapeutische Behandlung

Medikation: Medikamente, die zur Behandlung von Erwachsenen verwendet werden, können bei Kindern eine Dosisanpassung erfordern, und einige sind möglicherweise nicht für die Anwendung bei Kindern zugelassen.

Rehabilitation: Krankengymnastik und Physiotherapie spielen eine zentrale Rolle bei der Behandlung von rheumatischen Erkrankungen bei Kindern und helfen, die Funktion zu erhalten und Schmerzen zu reduzieren.

Psychosoziale Unterstützung: Chronische Krankheiten können sich erheblich auf das emotionale Wohlbefinden des Kindes auswirken. Die Betreuung sollte daher auch die psychologische und pädagogische Unterstützung umfassen.

Auswirkungen auf Entwicklung und Wachstum

• Einige rheumatische Erkrankungen und die Medikamente, die zu ihrer Behandlung eingesetzt werden, können das Wachstum und die Entwicklung des Kindes beeinträchtigen. Eine genaue

Überwachung des Wachstums, der Knochenreifung und der Pubertät ist unerlässlich.

Die Familie im Mittelpunkt der Betreuung

- Die Behandlung eines Kindes mit einer rheumatischen Erkrankung erfordert oft eine enge Zusammenarbeit mit der Familie. Die Rolle der Eltern ist entscheidend, um die Einhaltung der Behandlung zu gewährleisten, die Bedürfnisse des Kindes zu verstehen und die notwendige emotionale Unterstützung zu leisten.

Rheumatische Erkrankungen bei Kindern stellen eine einzigartige Kombination von Herausforderungen und Überlegungen dar. Ein umfassendes Verständnis dieser Besonderheiten ermöglicht es den Angehörigen der Gesundheitsberufe, insbesondere den Krankenpflegern, eine angemessene und ganzheitliche Pflege anzubieten, die auf das allgemeine Wohlbefinden des Kindes ausgerichtet ist.

Kommunikation und spezifische Ansätze für die Pädiatrie

Die Kommunikation mit einem Kind, insbesondere wenn es um medizinische Fragen geht, erfordert Sensibilität, Geduld und ein nuanciertes Verständnis der Entwicklungsstufen. Krankenpfleger in der Pädiatrie, insbesondere in einem spezialisierten Kontext wie der Rheumatologie, müssen die Kunst der Kommunikation nicht nur mit Kindern, sondern auch mit deren Familien beherrschen.

Das Kind in verschiedenen Altersstufen verstehen

Säuglinge : Die Kommunikation findet nonverbal statt. Achten Sie auf Körpersignale, Weinen und versuchen Sie, eine beruhigende Umgebung zu schaffen.

Kleinkinder: Sie sind auf sich selbst konzentriert und haben vielleicht Schwierigkeiten, die Perspektiven anderer zu verstehen. Verwenden Sie Spielzeug oder Puppen, um etwas zu erklären, und beruhigen Sie sie häufig.

Kinder im Vorschulalter: In diesem Alter ist magisches Denken weit verbreitet. Daher ist es wichtig, konkret und einfach zu sein und gegen falsche Überzeugungen zu beruhigen (z. B. "Ich bin schuld, dass ich krank bin").

Kinder im Schulalter: Sie beginnen, die Logik zu verstehen und können neugierig sein. Seien Sie ehrlich, verwenden Sie einfache Erklärungen und ermutigen Sie zu Fragen.

Jugendliche: Das Streben nach Unabhängigkeit und die Etablierung ihrer Identität sind zentral. Seien Sie respektvoll, ehrlich und geben Sie ihnen eine gewisse Autonomie bei der Pflege.

Effektive Kommunikationstechniken

Angemessene Sprache: Verwenden Sie Wörter und Konzepte, die dem Alter des Kindes angemessen sind. Vermeiden Sie medizinischen Fachjargon.

Visualisierung: Verwenden Sie Bilder, Spielzeug, Puppen oder sogar Apps und Videos, um Verfahren oder Bedingungen zu erklären.

Aktives Zuhören: Zeigen Sie dem Kind, dass Sie voll und ganz anwesend und an dem interessiert sind, was es zu sagen hat.

Offene Fragen : Ermutigen Sie das Kind, seine Gefühle und Sorgen mitzuteilen.

Engagement von Eltern und Familie

Partnerschaft: Betrachten Sie die Eltern als Partner in der Pflege. Sie kennen ihr Kind am besten und können wertvolle Informationen liefern.

Bildung: Stellen Sie den Eltern Ressourcen und Informationen zur Verfügung, damit sie den Zustand ihres Kindes und die notwendige Pflege verstehen.

Emotionale Unterstützung: Erkennen und bestätigen Sie die Emotionen der Eltern, die sich vielleicht gestresst, schuldig oder überfordert fühlen.

Kulturelle und ethische Erwägungen

Respekt vor Überzeugungen: Nicht alle Familien haben die gleichen Überzeugungen oder Praktiken in Bezug auf die Gesundheit. Es ist entscheidend, diese Unterschiede zu respektieren und zu verstehen.

Informierte Zustimmung: Stellen Sie sicher, dass die Eltern (und, wenn es angemessen ist, die älteren Kinder) alle Verfahren, Vorteile und damit verbundenen Risiken verstehen.

Die Kommunikation in der Pädiatrie ist sowohl eine Kunst als auch eine Wissenschaft. Sie erfordert ein Gespür für die wechselnden Bedürfnisse von Kindern in verschiedenen Entwicklungsstadien sowie eine enge Zusammenarbeit mit der Familie. Wenn Krankenpfleger diese Fähigkeiten beherrschen, können sie sicherstellen, dass Kinder eine angemessene und einfühlsame Pflege erhalten.

Familiäre Unterstützung und schulische Integration

Wenn bei einem Kind eine rheumatische Erkrankung diagnostiziert wird, hat dies tiefgreifende Auswirkungen nicht nur auf das Kind selbst, sondern auch auf seine Familie und sein Schulleben. Die Rolle der Krankenpfleger beschränkt sich nicht nur auf die medizinische Versorgung, sondern beinhaltet auch die Unterstützung bei der harmonischen Integration des Kindes in seine Familie und sein schulisches Umfeld.

1. Die Auswirkungen auf die Familie

Elterliche Emotionen: Die Diagnose kann bei den Eltern eine Reihe von Emotionen auslösen, die von Verleugnung bis zu Schuldgefühlen, von Wut bis zu Traurigkeit reichen. Diese Emotionen zu verstehen und zu validieren ist der erste Schritt, um der Familie bei der Anpassung zu helfen.

Information und Aufklärung: Die Familie mit Wissen auszurüsten ist entscheidend. Die Krankheit, die Behandlungen und die Prognosen zu erklären, kann helfen, Ängste und Unsicherheiten abzubauen.

Geschwister: Geschwister können sich vernachlässigt fühlen oder eifersüchtig auf die Aufmerksamkeit sein, die dem kranken Kind zuteil wird. Es ist von entscheidender Bedeutung, ihre Bedürfnisse anzusprechen und sie in den Pflegeprozess einzubeziehen.

Hilfe von außen: Familien zu ermutigen, Selbsthilfegruppen oder Familientherapien zu suchen, kann von Vorteil sein.

2. Schulische Integration

Verbindung zur Schule: Krankenpfleger können eine Verbindungsfunktion übernehmen, indem sie die Schule über den Zustand des Kindes, die besonderen Bedürfnisse und eventuell erforderliche Anpassungen informieren.

Schulische Anpassungen: Je nach Schweregrad der Krankheit können Anpassungen erforderlich sein: zusätzliche Pausen, ergonomisches Material, zusätzliche Zeit für Prüfungen etc.

Sensibilisierung von Gleichaltrigen: Mit dem Einverständnis des Kindes und seiner Familie kann das Abhalten von Sensibilisierungssitzungen den Klassenkameraden helfen, das kranke Kind zu verstehen und zu unterstützen.

Psychologische Unterstützung: Ein Schulpsychologe oder Berater kann dem Kind helfen, mit Stress, Ängsten und Sorgen in Bezug auf seine Krankheit und den Schulalltag umzugehen.

Akademische Betreuung: Fehlzeiten können sich auf die akademische Leistung des Kindes auswirken. Eine Abstimmung mit den Lehrern, um zusätzliches Material bereitzustellen oder Nachhilfesitzungen anzubieten, kann von Vorteil sein.

3. Das Gleichgewicht zwischen Familien- und Schulleben

Tägliche Routine: Das Einrichten einer Routine kann dem Kind helfen, sich sicherer zu fühlen und besser mit der Krankheit umzugehen.

Förderung der Selbstständigkeit: Wenn man dem Kind ermöglicht, altersgemäße Verantwortung für seine Gesundheit zu übernehmen, kann dies sein Selbstwertgefühl stärken.

Außerschulische Aktivitäten: Das Kind sollte nicht aufgrund seiner Krankheit von Freizeitaktivitäten ausgeschlossen werden. Eine Beurteilung und Anpassungen können eine sichere und bereichernde Teilnahme ermöglichen.

Die Diagnose einer rheumatischen Erkrankung bei einem Kind erfordert einen ganzheitlichen Ansatz, der auch die Familie und die Schule einbezieht. Krankenpfleger sind mit ihrem Fachwissen und Mitgefühl in einer idealen Position, um das Kind und seine Familie zu unterstützen und so eine reibungslose Integration und optimale Lebensqualität zu gewährleisten.

Kapitel 18 :
SELTENE UND UNBEKANNTE KRANKHEITEN IN DER RHEUMATOLOGIE

Erkennen Sie atypische Symptome

In der Rheumatologie gibt es, wie in anderen medizinischen Fachgebieten auch, klassische Symptome, die normalerweise auf eine bestimmte Diagnose hinweisen. Jeder Patient ist jedoch einzigartig und kann atypische Erscheinungen aufweisen, was die Diagnose komplizierter macht. Für einen Krankenpfleger ist das Erkennen dieser ungewöhnlichen Symptome entscheidend für eine schnelle und wirksame Behandlung.

1. Den Standard verstehen
Bevor Sie erkennen, was untypisch ist, ist es entscheidend, die klassischen Symptome zu kennen, die mit rheumatischen Erkrankungen einhergehen. Beispielsweise sind Schmerzen, Schwellungen und Steifheit der Gelenke typische Symptome der rheumatoiden Arthritis.
2. Häufige atypische Symptome
- **Neurologische Störungen**: Bei einigen Patienten können Taubheitsgefühle, Kribbeln oder andere neurologische Störungen auftreten, die nicht direkt mit den Gelenken in Verbindung stehen.
- **Hautmanifestationen**: Ausschläge, Knötchen oder andere Hautanomalien, die nicht typischerweise mit einer bestimmten rheumatischen Erkrankung in Verbindung gebracht werden.
- **Magen-Darm-Beschwerden**: Übelkeit, Verdauungsstörungen oder unerklärliche Bauchschmerzen.

Herzsymptome: Einige rheumatische Erkrankungen können das Herz beeinträchtigen, was zu Herzklopfen oder atypischen Brustschmerzen führt.

3. Bedeutung der Anamnese

Eine ausführliche Befragung des Patienten ist von entscheidender Bedeutung. Manchmal können Symptome, die auf den ersten Blick irrelevant erscheinen, in Kombination mit anderen Informationen auf eine rheumatische Erkrankung hindeuten.

4. Die Auswirkungen atypischer Symptome

Verzögerte Diagnose: Ungewöhnliche Symptome können zu Fehldiagnosen oder Verzögerungen führen.

Komplexität der Behandlung : Atypische Symptome können zusätzliche oder andere Behandlungsansätze erfordern.

5. Zuhören und Beobachten

- Die Rolle des Krankenpflegers beschränkt sich nicht darauf, die in den Büchern beschriebenen Symptome zu erkennen. Die genaue Beobachtung und das aktive Zuhören des Patienten sind von entscheidender Bedeutung. Was der Patient nicht sagt, kann genauso aufschlussreich sein wie das, was er sagt.

6. Zusammenarbeit mit dem medizinischen Team

- Wenn ein atypisches Symptom festgestellt wird, ist es lebenswichtig, das medizinische Team darüber zu informieren, damit eine angemessene Beurteilung und Behandlung erfolgen kann.

Das Erkennen atypischer Symptome in der Rheumatologie stellt eine Herausforderung dar, ist aber für eine angemessene Behandlung der Patienten unerlässlich. Krankenpfleger sind durch ihren direkten und regelmäßigen Kontakt mit den Patienten oft die Ersten, die diese Anomalien erkennen. Ständige Weiterbildung, aktives Zuhören und eine enge Zusammenarbeit mit dem medizinischen Team sind der Schlüssel, um diese Situationen effektiv anzugehen.

Die Bedeutung von Forschung und Fallstudien

Die Rheumatologie entwickelt sich, wie jeder medizinische Bereich, ständig weiter. Jeden Tag werden neue Entdeckungen gemacht und neue Behandlungsmethoden entstehen. Für Krankenpfleger in der Rheumatologie ist es entscheidend, mit den neuesten Forschungsergebnissen und Fallstudien auf dem Laufenden zu bleiben, nicht nur, um die bestmögliche Versorgung zu bieten, sondern auch, um die Komplexität rheumatischer Erkrankungen zu verstehen.

1. Eine sich ständig verändernde Medizin
Das Verständnis von rheumatischen Erkrankungen hat sich in den letzten Jahrzehnten erheblich verbessert. Dies wurde durch zahllose Forschungsarbeiten und Fallstudien ermöglicht, die Aufschluss über die den Erkrankungen zugrunde liegenden Mechanismen, ihre klinischen Erscheinungsformen und ihre potenziellen Behandlungsmöglichkeiten gegeben haben.
2. Fallstudien: ein starkes pädagogisches Instrument
Reale Perspektive: Die Fallstudien bieten einen Einblick in die Realität der Patienten und veranschaulichen die diagnostischen und therapeutischen Herausforderungen in konkreten Situationen.

Praktisches Lernen: Anstatt sich nur auf die Theorie zu konzentrieren, können Krankenpfleger ihr Wissen anhand von Fallstudien in praktischen Szenarien anwenden und so ihr Verständnis vertiefen.
3. Forschung: Der Motor des Fortschritts
Entdeckung neuer Behandlungsmethoden: Klinische und Grundlagenforschung führen zur Entwicklung neuer Therapien, die die Lebensqualität der Patienten verbessern.

Verständnis der Krankheitsmechanismen: Wissenschaftliche Studien ermöglichen es, die zugrunde liegenden Krankheitsprozesse zu entschlüsseln, was potenziell zu präventiven oder heilenden Maßnahmen führt.

4. Teilnahme an der Forschung

Aktive Rolle von Krankenpflegern: Krankenpfleger können sich aktiv an der Forschung beteiligen, indem sie Patienten für klinische Studien rekrutieren, Daten sammeln oder mit Forschern zusammenarbeiten.

Weiterbildung: Die Teilnahme an der Forschung gewährleistet auch, dass das Wissen stets auf dem neuesten Stand ist, was in einem so dynamischen Bereich wie der Rheumatologie von entscheidender Bedeutung ist.

5. Integration der Entdeckungen in die tägliche Praxis

• Das ultimative Ziel der Forschung ist die Verbesserung der Patientenversorgung. Krankenpfleger spielen eine entscheidende Rolle bei der Umsetzung neuer Erkenntnisse in die klinische Praxis und stellen sicher, dass die Patienten von den neuesten Entwicklungen profitieren.

Forschung und Fallstudien sind keine bloßen akademischen Übungen: Sie sind das schlagende Herz der modernen Medizin. Für Krankenpfleger in der Rheumatologie bedeutet ein Engagement in diesem sich ständig weiterentwickelnden Bereich, dass sie sich dafür einsetzen, ihren Patienten die bestmögliche Versorgung zu bieten und gleichzeitig zum Wissensschatz der medizinischen Gemeinschaft beizutragen.

Begleitung und Unterstützung von Patienten mit seltenen Krankheiten

Seltene Krankheiten sind zwar per definitionem nicht häufig, können aber für Patienten, ihre Familien und die Angehörigen der Gesundheitsberufe erhebliche Herausforderungen darstellen. In der Rheumatologie können diese Krankheiten umso komplexer sein, da sie häufig schmerzhafte Symptome und funktionelle Defizite beinhalten. Für Krankenpfleger in der Rheumatologie erfordert die Bereitstellung einer angemessenen Unterstützung für diese Patienten ein tiefgreifendes Verständnis, Einfühlungsvermögen und spezifische Fähigkeiten.

1. Definition und Vorstellung seltener Krankheiten in der Rheumatologie

   Was ist eine seltene Krankheit? Eine Krankheit wird anhand bestimmter Kriterien als "selten" eingestuft, häufig auf der Grundlage ihrer Prävalenz.

   Typische Beispiele: Einige Autoimmunerkrankungen, genetische Syndrome oder entzündliche Erkrankungen können selten sein, aber rheumatologische Symptome aufweisen.

2. Spezifische Herausforderungen im Zusammenhang mit seltenen Krankheiten

   Diagnose: Die Seltenheit kann aufgrund von Unkenntnis oder einer atypischen Präsentation zu Verzögerungen bei der Diagnose führen.

   Informationsmangel: Für Patienten und ihre Familien kann es schwierig sein, zuverlässige und verständliche Informationen über ihre Krankheit zu finden.

   Isolation: Patienten können sich aufgrund der Seltenheit ihrer Krankheit isoliert oder unverstanden fühlen.

3. Die entscheidende Rolle des Krankenpflegers in der Rheumatologie

Patientenschulung: Bereitstellung genauer und aktueller Informationen über die Krankheit, die Behandlungsmöglichkeiten und die Aussichten.

Aktives Zuhören: Dem Patienten einen Raum bieten, in dem er seine Ängste, Frustrationen und Hoffnungen ausdrücken kann.

Koordination der Pflege: Sie arbeiten eng mit einem multidisziplinären Team zusammen, um eine ganzheitliche Pflege zu gewährleisten.

4. Emotionale und psychologische Unterstützung

Trauerbegleitung: Viele Patienten, die mit der Diagnose einer seltenen Krankheit konfrontiert werden, durchlaufen Phasen der Verleugnung, Wut, Verhandlung, Depression und schließlich der Akzeptanz.

Ergänzende Therapien: Entspannungstechniken, Meditation und eventuell Psychotherapie zur Bewältigung von Angstzuständen und Depressionen.

5. Soziale Unterstützung und Vernetzung

Selbsthilfegruppen: Patienten sollten ermutigt werden, sich Vereinigungen oder Selbsthilfegruppen anzuschließen, die sich mit seltenen Krankheiten befassen.

Vernetzung: Patienten mit anderen Betroffenen zusammenbringen, um Erfahrungen und Ratschläge auszutauschen.

6. Die Bedeutung der Forschung

Teilnahme an Studien: Patienten mit seltenen Krankheiten haben möglicherweise die Möglichkeit, an klinischen Studien oder Registern teilzunehmen.

Bleiben Sie auf dem Laufenden: Krankenpfleger müssen sich über die neuesten Erkenntnisse und Entwicklungen auf dem Laufenden halten, um ihre Patienten besser beraten zu können.

Patienten mit seltenen rheumatologischen Erkrankungen haben einzigartige und vielfältige Bedürfnisse. Durch einen wohlwollenden, informierten und patientenzentrierten Ansatz können Krankenpfleger eine entscheidende Rolle bei der Verbesserung ihrer Lebensqualität spielen, indem sie sie sowohl medizinisch als auch emotional unterstützen.

Kapitel 19 :
INNOVATIVE THERAPIEN
IN DER RHEUMATOLOGIE

Pharmakologische Fortschritte
und Biotechnologie

Die Rheumatologie hat wie viele andere Zweige der Medizin in den letzten Jahrzehnten bemerkenswerte Fortschritte gemacht, die vor allem der pharmakologischen und biotechnologischen Forschung zu verdanken sind. Diese Fortschritte haben zu einem besseren Verständnis, einer besseren Behandlung und einem besseren Umgang mit rheumatischen Erkrankungen geführt, was den Patienten eine höhere Lebensqualität ermöglicht.

1. Historische Entwicklung der Behandlungen in der Rheumatologie

Von traditionellen Behandlungsmethoden zu modernen Molekülen: Wiederholung, wie nichtsteroidale Antirheumatika (NSAR) und Kortikosteroide den Weg für gezieltere Medikamente geebnet haben.

2. Das Zeitalter der biologischen Arzneimittel

Monoklonale Antikörper: Wie sie spezifisch auf bestimmte Teile des Immunsystems abzielen, um Entzündungen zu reduzieren.

Zytokininhibitoren: Die Bedeutung der Blockierung spezifischer Moleküle wie TNF, IL-6 und anderer bei der Behandlung von Krankheiten wie rheumatoider Arthritis.

Stammzellentherapien: Erforschung ihres Potenzials bei der Regeneration von geschädigtem Gelenkgewebe.

3. Fortschritte bei zielgerichteten Therapien

Kleinmolekulare Medikamente: Wie sie im Inneren der Zellen eingreifen können, um spezifische Wege zu modulieren.

JAK- und Kinase-Inhibitoren: Ihre Rolle bei der Modulation des Immunsystems.

4. Biotechnologien und Diagnostik

Gentests: Wie sie helfen können, die Anfälligkeit für bestimmte Krankheiten vorherzusagen und die Behandlung zu steuern.

Biomarker: Die Verwendung spezifischer Proteine oder anderer Moleküle, um das Fortschreiten der Krankheit und das Ansprechen auf die Behandlung zu verfolgen.

5. Regenerative Therapien und Innovationen

Gentherapie: Das Potenzial, Gene zu editieren oder zu modulieren, um bestimmte rheumatische Erkrankungen zu behandeln.

3D-Druck: Wie diese Technologie zur Herstellung von maßgeschneiderten Gelenkimplantaten oder Mobilitätshilfen eingesetzt werden könnte.

6. Ethische Herausforderungen und Implikationen

Zugänglichkeit und Kosten: Während neue Behandlungsmethoden große Hoffnungen wecken, kommen sie oft mit hohen Kosten, was Fragen der Gerechtigkeit aufwirft.

Langfristige Sicherheit: Die Notwendigkeit, Nebenwirkungen und mögliche Komplikationen zu überwachen, wenn Patienten neue Medikamente über längere Zeiträume hinweg anwenden.

Die pharmakologischen und biotechnologischen Fortschritte in der Rheumatologie bieten große Hoffnung für die Zukunft und versprechen wirksamere und individuellere Behandlungen. Für Krankenpfleger und andere Angehörige der Gesundheitsberufe ist es entscheidend, mit diesen Innovationen Schritt zu halten, um die bestmögliche Versorgung zu gewährleisten. Es ist jedoch auch entscheidend, mit Bedacht zu navigieren und die Begeisterung für neue Entdeckungen mit einem gründlichen Verständnis der ethischen Implikationen und potenziellen Herausforderungen abzuwägen.

Integration von alternativer Medizin und ergänzend

Die Alternativ- und Komplementärmedizin, oft auch als Alternativmedizin bezeichnet, erfreut sich in den letzten Jahrzehnten zunehmender Beliebtheit. Sie orientieren sich an einem ganzheitlichen Gesundheitsansatz und versuchen, nicht nur den Körper, sondern auch Geist und Seele zu behandeln. In der Rheumatologie haben viele dieser Therapien ihr Potenzial gezeigt, herkömmliche Behandlungen zu ergänzen und den Patienten zusätzliche Linderung zu verschaffen.

1. Was ist alternative und komplementäre Medizin?

   Definition und Philosophie: Eine Einführung in die Idee therapeutischer Ansätze, die die schulmedizinischen Methoden ergänzen.

   Geschichte ihrer Integration: Wie die westliche Medizin diese Praktiken allmählich anerkannt und akzeptiert hat.

2. Akupunktur und Akupressur in der Rheumatologie

   Grundlagen: Die Bedeutung der Energiemeridiane und die Theorie des Qi.

   Praktische Anwendungen: Wie diese Techniken Schmerzen und Entzündungen bei rheumatischen Zuständen lindern können.

3. Phytotherapie und natürliche Nahrungsergänzungsmittel

   Heilkräuter: Häufig verwendete Pflanzen zur Behandlung von Entzündungen und Schmerzen, z. B. Kurkuma und Weide.

Ätherische Öle: Die potenzielle Rolle von Ölen wie Lavendel oder Eukalyptus bei der Entspannung und Schmerzlinderung.

4. Chiropraktik und Osteopathie

Manipulationen und Anpassungen : Wie diese Techniken die Gelenkbeweglichkeit verbessern und Schmerzen reduzieren können.

Spezifische Anwendungen in der Rheumatologie: Der Ansatz für Krankheiten wie Arthrose oder Morbus Bechterew.

5. Entspannungs- und Meditationstechniken

Yoga und Tai Chi: Die Vorteile dieser Praktiken für die Verbesserung der Flexibilität, die Verringerung von Schmerzen und die Stressbewältigung.

Achtsamkeitsmeditation: Ihre Rolle bei der Bewältigung von chronischen Schmerzen und der Verbesserung der Lebensqualität.

6. Homöopathie und Rheumatologie

Homöopathische Prinzipien: Die Idee von "like cures like" und die Verdünnung.

Häufige Behandlungen : Homöopathische Mittel, die speziell für bestimmte rheumatische Erkrankungen geeignet sind.

7. Herausforderungen und Kontroversen

Mangel an standardisierter Forschung: Die Notwendigkeit von mehr klinischen Studien, um die Wirksamkeit bestimmter Therapien zu validieren.

Wechselwirkung mit herkömmlichen Medikamenten : Vorsicht ist geboten, wenn Patienten alternative Behandlungsmethoden mit ihren verschriebenen Medikamenten kombinieren.

Die Einbeziehung alternativer und komplementärer Medizin in die Rheumatologie bietet den Patienten eine breitere Palette an Behandlungsmöglichkeiten, die ihre konventionelle Versorgung ergänzen können. Wie bei allen medizinischen Eingriffen ist es jedoch entscheidend, dass diese Methoden mit Bedacht und in enger Zusammenarbeit mit den Angehörigen der Gesundheitsberufe angewandt werden. Für den Krankenpfleger in der Rheumatologie ist ein gründliches Verständnis dieser Therapien sowie eine offene Kommunikation mit den Patienten über diese Therapien von entscheidender Bedeutung, um eine optimale und individuelle Versorgung zu gewährleisten.

Teilnahme an klinischen Studien : Rolle und Verantwortlichkeiten

Der Fortschritt in der Medizin ist zu einem großen Teil der klinischen Forschung zu verdanken. Klinische Studien sind ein wesentlicher Bestandteil dieser Forschung und ermöglichen es, die Wirksamkeit und Sicherheit neuer Behandlungsmethoden zu testen. Im Bereich der Rheumatologie ist die Teilnahme an klinischen Studien mit der zunehmenden Bedeutung der Biotechnologie und neuer zielgerichteter Therapien alltäglich geworden. Für den Krankenpfleger in der Rheumatologie bedeutet dies, nicht nur die Nuancen dieser Versuche zu verstehen, sondern auch eine Schlüsselrolle bei ihrer Durchführung zu spielen.

1. Verständnis von klinischen Studien

Grundlagen klinischer Studien: Verständnis der Phase, des Protokolls, der Kontrollgruppe und der Ergebnismessungen.

Bedeutung in der Rheumatologie: Wie die klinische Forschung die Entwicklung der rheumatologischen Behandlung prägt.

2. Die Rolle des Krankenpflegers vor dem Versuch

Aufklärung und Einwilligung: Informieren Sie den Patienten über die Prüfung, ihren potenziellen Nutzen und ihre Risiken und holen Sie eine informierte Einwilligung ein.

Ersteinschätzung: Sicherstellen, dass der Patient die Einschlusskriterien erfüllt und keine Ausschlusskriterien hat.

3. Nachsorge während des Versuchs

Verabreichung von Behandlungen : Sicherstellen, dass Medikamente oder Interventionen gemäß dem Protokoll verabreicht werden.

Überwachung und Dokumentation: Verfolgen Sie die Reaktion des Patienten genau, notieren Sie alle Nebenwirkungen und sorgen Sie für eine genaue und vollständige Dokumentation.

Kommunikation: Als Verbindungsglied zwischen dem Patienten und dem Forschungsteam fungieren, auf die Anliegen des Patienten eingehen und relevante Informationen weitergeben.

4. Nach dem Test: Abschluss und Nachbereitung

Beurteilung nach dem Versuch: Überprüfen Sie das Ansprechen des Patienten auf die Behandlung und notieren Sie alle verbleibenden oder verzögerten Wirkungen.

Beratung und Anleitung: Helfen Sie dem Patienten, die nächsten Schritte nach der Studie zu verstehen, seien es weitere Behandlungen oder Nachsorgeuntersuchungen.

5. Ethik und Integrität

Vertraulichkeit: Sicherstellen, dass die Informationen des Patienten vertraulich bleiben und nur im Rahmen der Studie verwendet werden.

Protokollintegrität: Sicherstellen, dass das Protokoll genau eingehalten wird, ohne die Sicherheit oder das Wohlbefinden des Patienten zu gefährden.

6. Zusammenarbeit mit dem Forschungsteam

Austausch mit Forschern: Erleichtern Sie die Kommunikation zwischen Forschern, Ärzten und anderen Mitgliedern des Gesundheitsteams.

Weiterbildung: Bleiben Sie auf dem Laufenden über die neuesten Fortschritte und Forschungsmethoden in der Rheumatologie.

Die Teilnahme an klinischen Studien ist eine große Verantwortung für den Krankenpfleger in der Rheumatologie. Diese Rolle erfordert nicht nur ein umfassendes Verständnis des Bereichs der Rheumatologie und der klinischen Forschung, sondern auch die Fähigkeit, effektiv zu kommunizieren und Einfühlungsvermögen gegenüber Patienten zu zeigen, die sich in das Unbekannte der medizinischen Forschung wagen. Indem der Krankenpfleger diese Rolle mit Kompetenz und Integrität ausfüllt, trägt er wesentlich zum Fortschritt der rheumatologischen Behandlung und zum Wohlergehen der Patienten bei.

Kapitel 20 :
DER UMGANG MIT KOMORBIDITÄTEN

Identifikation und Überwachung häufige Komorbiditäten

Die Behandlung von Patienten mit rheumatischen Erkrankungen erfordert eine ständige Wachsamkeit nicht nur in Bezug auf die primären Symptome, sondern auch in Bezug auf die Komorbiditäten, die auftreten können. Diese Komorbiditäten können das direkte Ergebnis der rheumatischen Erkrankung, der verabreichten Behandlungen oder auch anderer Faktoren sein. Für den Krankenpfleger in der Rheumatologie ist es von entscheidender Bedeutung, dass er in der Lage ist, diese Komorbiditäten zu erkennen, zu überwachen und zu behandeln, um eine optimale Lebensqualität für den Patienten zu gewährleisten.

1. Herz-Kreislauf-Erkrankungen

   Erhöhtes Risiko: Viele rheumatische Erkrankungen, insbesondere die rheumatoide Arthritis, werden mit einem erhöhten Risiko für Herz-Kreislauf-Erkrankungen in Verbindung gebracht.

   Überwachung: Regelmäßige Kontrolle des Blutdrucks und des Cholesterinspiegels und Empfehlung von Herzuntersuchungen, falls erforderlich.

2. Osteoporose

   Zusammenhänge mit Entzündungen: Chronische Entzündungen können den Knochenabbau beschleunigen.

   Erkennung: Förderung von Untersuchungen wie der Knochendichtemessung, um eine mögliche Abnahme der Knochendichte zu erkennen.

3. Augenerkrankungen

Uveitis und Konjunktivitis: Einige Krankheiten wie Morbus Bechterew können zu Komplikationen am Auge führen.

Überwachung: Ermutigen Sie zu regelmäßigen Augenuntersuchungen und achten Sie auf Beschwerden über Schmerzen oder Sehstörungen.

4. Lungenerkrankungen

Fibrose und Lungenerkrankungen : Entzündliche Erkrankungen können die Lunge beeinträchtigen.

Überwachung: **Überwachung** der Lungenfunktion und Empfehlung von Untersuchungen wie Thoraxröntgen oder Spirometrie.

5. Gastrointestinale Erkrankungen

Risiken im Zusammenhang mit Medikamenten : Einige Medikamente, die in der Rheumatologie verwendet werden, können den Magen-Darm-Trakt beeinflussen.

Überwachung: Sensibilisierung für Anzeichen von Geschwüren oder Blutungen und Empfehlung von Endoskopien, falls erforderlich.

6. Psychologische Störungen

Depressionen und Angstzustände: Das Leben mit einer chronischen Krankheit kann sich psychologisch auswirken.

Ganzheitlicher Ansatz: Überwachung auf Anzeichen von Depressionen, emotionale Unterstützung und Empfehlung psychologischer Beratung, wenn nötig.

7. Metabolische Komplikationen

Metabolisches Syndrom: Kann aufgrund der Krankheit selbst oder der zur Behandlung eingesetzten Kortikosteroide auftreten.

Überwachung: Regelmäßige Überwachung des Blutzuckerspiegels, der Lipidwerte und des Gewichts des Patienten.

Die Komplexität der Behandlung von rheumatischen Erkrankungen wird durch die potenziellen Komorbiditäten, die auftreten können, noch verstärkt. Der Krankenpfleger für Rheumatologie spielt eine zentrale Rolle bei der Identifizierung und Überwachung dieser Komorbiditäten und arbeitet eng mit dem behandelnden Arzt und anderen Spezialisten zusammen, um eine umfassende und effektive Betreuung des Patienten zu gewährleisten. Proaktive Aufmerksamkeit und eine offene Kommunikation mit dem Patienten sind entscheidend, um diese zusätzlichen gesundheitlichen Herausforderungen zu antizipieren und effektiv zu bewältigen.

Der ganzheitliche Ansatz des Krankenpflegers : über die Rheumatologie hinaus

Als Angehörige der Gesundheitsberufe sind Krankenpfleger häufig mit den komplexen Bedürfnissen ihrer Patienten konfrontiert. Obwohl sich die Rheumatologie auf Erkrankungen der Gelenke und des Bindegewebes konzentriert, behandelt der Krankenpfleger in der Rheumatologie nicht nur die offensichtlichen Symptome. Einen ganzheitlichen Ansatz zu verfolgen bedeutet, den Patienten in seiner Gesamtheit zu betrachten und die Verbindung zwischen Körper, Geist und Umwelt zu erkennen. Es ist ein patientenzentrierter Ansatz, der nicht nur die physiologischen Aspekte, sondern auch die emotionalen, sozialen, spirituellen und psychologischen Dimensionen der Gesundheit umfasst.

1. Die Physische Dimension

Schmerzen und **Mobilität**: Beurteilung und Behandlung der Schmerzen und der Mobilität von Patienten sowie Empfehlung geeigneter pharmakologischer oder physiotherapeutischer Maßnahmen

Ernährung: Beratung über eine geeignete Ernährung zur Unterstützung der Knochen- und Gelenkgesundheit und zur Bewältigung der Nebenwirkungen von Behandlungen.

Schlaf: Besprechen Sie Schlafgewohnheiten und bieten Sie Lösungen für Schlafstörungen an, die bei Patienten mit rheumatischen Erkrankungen häufig auftreten.

2. Die Emotionale Dimension

Psychologische Unterstützung: Hören Sie sich die Sorgen der Patienten aktiv an, bieten Sie bei Bedarf Unterstützung an und verweisen Sie ggf. an einen Spezialisten.

Stressbewältigung: Bieten Sie Entspannungs- oder Meditationstechniken an, um den Patienten zu helfen, den mit der Krankheit verbundenen Stress und die Angst zu bewältigen.

3. Die soziale Dimension

Integration in die **Gemeinschaft**: Ermutigen Sie die Patienten, an Selbsthilfegruppen oder Gemeinschaftsaktivitäten teilzunehmen, um das Gefühl der Zugehörigkeit und der gegenseitigen Unterstützung zu stärken.

Familie und Freunde: Familie und Freunde aufklären und in die Pflege einbeziehen, um ein günstiges Umfeld um den Patienten herum zu schaffen.

4. Die Spirituelle Dimension

Sinn und Zweck: Diskutieren Sie die Überzeugungen und Werte der Patienten, um zu verstehen, wie die Krankheit ihren Lebenssinn und ihre Wünsche beeinflusst.

Spirituelle Praktiken: Sich über die religiösen oder spirituellen Praktiken der Patienten informieren und diese respektieren, da sie die Wahrnehmung der

Krankheit und den Heilungsprozess beeinflussen können.

5. Die psychologische Dimension

  Krankheitsverständnis: Gewährleistung einer kontinuierlichen Aufklärung über die Krankheit, damit der Patient seine Erkrankung besser verstehen und mit ihr umgehen kann.

  Selbstwertgefühl und Identität: Unterstützen Sie den Patienten in Zeiten, in denen die rheumatische Erkrankung sein Körperbild und seine Identität beeinträchtigen kann.

Der ganzheitliche Ansatz in der Rheumatologie geht weit über die bloße Behandlung von Symptomen hinaus. Er umfasst alle Facetten der menschlichen Existenz, um eine umfassende und individuelle Betreuung zu bieten. Mit diesem Ansatz bekräftigt der Krankenpfleger in der Rheumatologie sein Engagement, jeden Patienten als einzigartiges Individuum mit seinen eigenen Bedürfnissen, Bestrebungen und Herausforderungen zu behandeln und so eine wirklich patientenzentrierte Pflege zu gewährleisten.

Interdisziplinäre Zusammenarbeit für eine umfassende Betreuung

Die interdisziplinäre Zusammenarbeit in der Rheumatologie ist mehr als nur ein Luxus; sie ist von entscheidender Bedeutung, um den Patienten eine umfassende Betreuung zu bieten. Im riesigen Ökosystem des Gesundheitswesens ist die Medizin nicht auf einen einzigen Fachmann, eine einzige Expertise oder eine einzige Perspektive beschränkt. Jeder Kranke mit seinen komplexen Symptomen und individuellen Bedürfnissen benötigt ein eingespieltes Team aus verschiedensten Fachleuten, das ihn auf seinem Behandlungsweg begleitet.

Stellen Sie sich die Rheumatologie als ein komplexes Netz vor. Der Krankenpfleger spielt darin eine zentrale Rolle und fungiert oft als Bindeglied zwischen dem Patienten und dem Rest des medizinischen Teams. Aber um ihn herum kreisen viele andere Kompetenzen: natürlich der Rheumatologe, aber auch der Physiotherapeut, der Physiotherapeut, der Psychologe, der Ernährungsberater und manchmal sogar Spezialisten wie orthopädische Chirurgen oder Neurologen.

Diese Zusammenarbeit ist von entscheidender Bedeutung, da jede Fachkraft ihren Teil zum Ganzen beiträgt. Der Krankenpfleger z. B. kennt die Symptome des Patienten, seine Behandlung und seinen Alltag sehr genau. Daher kann er dem Physiotherapeuten wichtige Informationen liefern, um die Rehabilitationsübungen anzupassen, oder dem Psychologen, um die emotionalen Herausforderungen anzusprechen, mit denen der Patient konfrontiert ist.

Ebenso kann die Zusammenarbeit mit dem Ernährungsberater von grundlegender Bedeutung sein. Einige rheumatische Erkrankungen können durch die Ernährung beeinflusst werden, und die Kombination einer Ernährungsberatung mit einer medizinischen Behandlung kann optimale Ergebnisse liefern.

Die interdisziplinäre Zusammenarbeit bezieht sich jedoch nicht nur auf die Interaktion zwischen den Fachkräften. Sie umfasst auch die Beziehung zum Patienten, der als aktives Mitglied des Behandlungsteams betrachtet werden sollte. Schließlich ist er es, der tagtäglich mit der Krankheit lebt. Er ist es, der Schmerzen empfindet, mit den Nebenwirkungen der Medikamente umgeht, nach Wegen sucht, sich anzupassen und seine Einschränkungen zu überwinden. Wenn der Patient in diesen kollaborativen Prozess eingebunden wird, kann das Team von seinen einzigartigen Erfahrungen und seinem Feedback profitieren und vor allem eine wirklich patientenzentrierte Versorgung gewährleisten.

Letztendlich ist die interdisziplinäre Zusammenarbeit in der Rheumatologie ein heikler Tanz, bei dem jeder Fachmann sein einzigartiges Fachwissen einbringt, aber alle harmonisch zusammenarbeiten, um das Wohl des Patienten zu fördern. Es ist eine moderne Vision der medizinischen Versorgung, die anerkennt, dass die Komplexität rheumatischer Erkrankungen eine ebenso komplexe und nuancierte Behandlung erfordert. Und dank dieser Zusammenarbeit kann den Patienten ein gesünderes, ausgeglicheneres und erfüllteres Leben ermöglicht werden.

Kapitel 21 :
PFLEGENETZWERKE UND GESUNDHEITSWEG

Navigieren im Gesundheitssystem

Das Navigieren durch das Gesundheitssystem wird oft mit dem Durchqueren eines Labyrinths verglichen. Mit seinen miteinander verbundenen Korridoren, Sackgassen, unklaren Bereichen und ungeschriebenen Codes kann es selbst für diejenigen, die darin arbeiten, verwirrend sein. Für Patienten, insbesondere für diejenigen, die mit chronischen Krankheiten wie rheumatischen Erkrankungen zu kämpfen haben, kann diese Komplexität überwältigend wirken. Hier kann der Krankenpfleger, der oft als Kompass fungiert, eine Schlüsselrolle spielen.

Bei den ersten Symptomen beginnt die Reise eines Patienten in der Regel mit einem Besuch bei einem Allgemeinmediziner. Wenn der Verdacht auf Rheumatologie besteht, ist eine Überweisung an einen Facharzt erforderlich. Aber wie wählt man den richtigen Facharzt? Wie erhalte ich innerhalb eines angemessenen Zeitraums Zugang zu einer angemessenen Behandlung? Wie versteht man den medizinischen Fachjargon und die verschiedenen Behandlungsmöglichkeiten? Und vor allem: Wie koordiniert man das Ganze?

Der Krankenpfleger für Rheumatologie hat aufgrund seiner zentralen Position in der Behandlungskette einen Überblick, der sich als wertvoll erweisen kann. Er kann den Patienten durch die Schritte der Diagnose, der Überweisung an andere Spezialisten, der bildgebenden Verfahren oder der Laboranalysen führen. Er kann auch den Zugang zu zusätzlichen Ressourcen erleichtern, sei es

Physiotherapie, psychologische Unterstützung oder Gesprächsgruppen.

Sich im Gesundheitssystem zurechtzufinden, bedeutet jedoch nicht nur, sich in medizinischer Hinsicht zurechtzufinden. Es geht auch darum, die administrativen und finanziellen Aspekte zu verstehen. Wie funktionieren die Kostenerstattungen? Welche Schritte müssen unternommen werden, um eine Kostenübernahme zu erhalten? Wie geht man mit Zeiten der Arbeitsunfähigkeit um? Auch hier kann der Krankenpfleger Antworten geben oder zumindest an die richtigen Ansprechpartner verweisen.

Schließlich endet die Navigation nicht innerhalb der Mauern des Krankenhauses oder der Arztpraxis. Mit der Entwicklung der Telemedizin, der häuslichen Pflege oder von Selbstüberwachungsgeräten geht das Gesundheitssystem weit darüber hinaus. Krankenpfleger können dabei helfen, medizinische Geräte einzurichten, die Funktionsweise einer Online-Plattform zu verstehen oder die Fernüberwachung zu optimieren.

In dieser sich ständig verändernden medizinischen Landschaft, in der technologische Innovationen neben organisatorischen und menschlichen Herausforderungen stehen, erweist sich der Krankenpfleger als Leuchtturm, als beruhigender Führer für den Patienten. Er pflegt nicht nur, sondern begleitet, erklärt, beruhigt und erleichtert. Indem sie es jedem Patienten ermöglicht, sich sicher durch das Gesundheitssystem zu bewegen, spielt sie eine wesentliche Rolle für das Pflegeerlebnis und letztlich für das medizinische Ergebnis.

Zentrale Rolle des Krankenpflegers bei der Koordinierung der Pflege

Das moderne Krankenhaus oder die moderne Klinik ist ein komplexes Ökosystem, in dem sich verschiedene Fachrichtungen überschneiden, modernste Technologien mit traditionellen Behandlungsmethoden in Einklang gebracht werden und jeder Patient eine einzigartige Mischung aus Bedürfnissen und Herausforderungen aufweist. In diesem sich ständig verändernden Mosaik ist der Krankenpfleger mehr als nur ein Ausführender: Er ist der wahre Dirigent der Patientenversorgung.

Bei der Aufnahme des Patienten ist häufig der Krankenpfleger die erste Anlaufstelle. Er beurteilt die Situation, ermittelt dringende Bedürfnisse und zeichnet eine erste Karte des Behandlungspfades. Diese erste Beurteilung ist nicht nur medizinisch. Sie umfasst auch psychologische, soziale und manchmal sogar finanzielle Dimensionen. Der Krankenpfleger muss die Situation ganzheitlich betrachten, einen 360°-Blick haben.

Nach dieser Beurteilung spielt der Krankenpfleger eine Schlüsselrolle bei der Erstellung und Überwachung des Pflegeplans. Er koordiniert die Interventionen der verschiedenen Spezialisten, stellt sicher, dass die erforderlichen Ressourcen verfügbar sind, und gewährleistet die Kontinuität der Pflege bei Übergängen zwischen verschiedenen Abteilungen oder zwischen dem Krankenhaus und der häuslichen Umgebung. Seine zentrale Position ermöglicht es ihm, über die Silos hinwegzusehen und als Bindeglied zwischen den vielen Facetten des Pflegeverlaufs zu fungieren.

Diese Koordination ist umso entscheidender für Patienten mit chronischen Krankheiten, wie es in der Rheumatologie häufig der Fall ist. Diese Patienten benötigen eine multidisziplinäre Betreuung, an der manchmal auch Rehabilitationsspezialisten, Ernährungswissenschaftler, Psychologen und viele andere beteiligt sind. Der Krankenpfleger sorgt dafür, dass all diese Puzzleteile perfekt zusammenpassen.

Die Koordination endet jedoch nicht mit der Verwaltung der medizinischen Versorgung. Sie umfasst auch die Aufklärung des Patienten und seiner Familie, die Verwaltung der Medikamente, die Überwachung von Nebenwirkungen, die Planung von Entlassungen und die Bereitstellung von Unterstützung für die Zeit nach dem Krankenhausaufenthalt. Jedes Detail zählt, und es ist der Krankenpfleger, der dafür sorgt, dass nichts dem Zufall überlassen wird.

Die Rolle des Koordinators erfordert ein hohes Maß an Anpassungsfähigkeit, die Fähigkeit, effektiv mit einer Vielzahl von Gesprächspartnern zu kommunizieren, und einen ausgeprägten Sinn für Organisation. Vor allem aber erfordert sie ein tiefes Einfühlungsvermögen für den Patienten und den ständigen Willen, seine Bedürfnisse und sein Wohlbefinden in den Mittelpunkt aller Entscheidungen zu stellen.

In der komplexen Symphonie der modernen Medizin sind Ärzte, Techniker und andere Spezialisten die Musiker, während der Krankenpfleger der Dirigent ist, der dafür sorgt, dass jede Note perfekt und harmonisch zum Wohle des Patienten gespielt wird.

Zusammenarbeit mit Strukturen
Rehabilitationszentren, spezialisierte Zentren, und andere

Die Welt der Gesundheit beschränkt sich nicht auf die Mauern eines Krankenhauses oder einer Klinik. Weit darüber hinaus arbeitet ein ganzes Netzwerk von Institutionen, Fachzentren und Unterstützungsorganisationen zusammen, um den Patienten eine umfassende und ganzheitliche Versorgung zu bieten. In diesem riesigen Ökosystem ist die Zusammenarbeit zwischen dem Krankenpfleger und diesen verschiedenen Einrichtungen von entscheidender Bedeutung, um die Kontinuität der Versorgung und eine optimale Lebensqualität für den Patienten zu gewährleisten.

Rehabilitationszentren spielen eine herausragende Rolle, insbesondere für Patienten mit schweren rheumatischen Erkrankungen. Diese Einrichtungen sollen den Patienten dabei helfen, ihre funktionelle Selbstständigkeit wiederzuerlangen oder zu erhalten. Der Krankenpfleger arbeitet als Pflegekoordinator eng mit diesen Einrichtungen zusammen. Er sorgt dafür, dass der Übergang des Patienten vom Krankenhaus zum Zentrum reibungslos verläuft, dass die medizinischen Informationen korrekt weitergegeben werden und dass die medizinische Betreuung einheitlich bleibt.

Spezialisierte Zentren, die sich der Schmerzbehandlung, der Physiotherapie oder anderen Therapieformen widmen, sind ebenfalls wichtige Verbündete. Der Krankenpfleger muss sich mit der Übersicht über diese Einrichtungen in seiner Region auskennen, um den Patienten optimal beraten zu können. Diese Kenntnisse ermöglichen es ihm auch, dafür zu sorgen, dass sich die Interventionen dieser Zentren harmonisch in den Gesamtpflegeplan einfügen.

Darüber hinaus gibt es andere Strukturen, die oft weniger formell sind, aber genauso wichtig für den Behandlungsverlauf sind. Dabei kann es sich um **Patientenvereinigungen**, Selbsthilfegruppen oder sogar therapeutische Workshops handeln. Diese Strukturen bieten oftmals wertvolle Hilfe, um den Patienten bei der Bewältigung der psychosozialen Aspekte ihrer Krankheit zu unterstützen. Der Krankenpfleger ist aufgrund seiner zentralen Rolle und seines direkten Kontakts mit dem Patienten oft am besten in der Lage, den Bedarf an dieser Art von Unterstützung zu erkennen und den Patienten mit den richtigen Strukturen in Verbindung zu bringen.

Schließlich hört die Zusammenarbeit nicht bei der Koordination auf. Sie bietet dem Krankenpfleger auch die Möglichkeit, sich weiterzubilden, sich über bewährte Verfahren auszutauschen und mit den neuesten Entwicklungen auf dem Gebiet Schritt zu halten. Durch die Teilnahme an Workshops, Seminaren oder sogar Tagen der offenen Tür, die von diesen Zentren organisiert werden, kann er sein Wissen ständig erweitern.

In einer Zeit, in der die Medizin immer spezialisierter und die Behandlungspfade immer komplexer werden, ist die Fähigkeit des Krankenpflegers, sich effizient zwischen diesen verschiedenen Strukturen zu bewegen, starke Partnerschaften aufzubauen und nahtlos zusammenzuarbeiten, ein großer Vorteil. Es ist diese Zusammenarbeit, die dem Patienten eine umfassende Betreuung garantiert, bei der jeder Aspekt seiner Gesundheit und seines Wohlbefindens berücksichtigt wird.

Kapitel 22 :
INTERNATIONALE PERSPEKTIVEN

Krankenpflegerische Praxis in der Rheumatologie auf der ganzen Welt

Die Praxis des Krankenpflegers weist zwar universelle Grundlagen auf, ist jedoch von Land zu Land sehr unterschiedlich und wird von Kultur, Wirtschaft, Gesundheitssystemen, Bildung und beruflichen Regelungen beeinflusst. Die Rheumatologie bildet hier keine Ausnahme. Die Erforschung der Krankenpflegerpraxis in der Rheumatologie auf der ganzen Welt hilft nicht nur, diese Variationen zu verstehen, sondern auch, sich von internationalen Best Practices inspirieren zu lassen.

Nordamerika: In den **USA** und **Kanada** ist die Krankenpflegerausbildung sehr strukturiert mit möglichen Spezialisierungen, darunter auch Rheumatologie. Die Pflege orientiert sich stark am bio-psycho-sozialen Modell und legt den Schwerpunkt auf das Individuum als Ganzes. Krankenpfleger, die sich auf Rheumatologie spezialisiert haben, können in einigen Bundesstaaten oder Provinzen Medikamente verschreiben und spielen eine aktive Rolle in der klinischen Forschung.

Europa: Großbritannien ist führend bei der Spezialausbildung von Krankenpflegern in der Rheumatologie. Krankenpfleger spielen dort eine zentrale Rolle bei der Behandlung von rheumatischen Erkrankungen, insbesondere bei der Überwachung der biologischen Behandlung. In **Skandinavien liegt** der Schwerpunkt auf der Lebensqualität der Patienten durch evidenzbasierte Interventionen, insbesondere im Bereich der Rehabilitation.

Afrika: In vielen afrikanischen Ländern ist die Rheumatologie ein im Entstehen begriffenes Fachgebiet. Die Ressourcen sind dort oft begrenzt, doch der Bedarf an einer angemessenen Behandlung rheumatischer Erkrankungen wächst. Krankenpfleger spielen hier eine entscheidende Rolle bei der Aufklärung und Prävention, insbesondere im Hinblick auf Krankheiten wie juvenile Arthritis.

Asien: In **China** oder **Indien werden** bei der Behandlung von rheumatischen Erkrankungen häufig traditionelle und moderne Ansätze integriert. Krankenpfleger sind in beiden Paradigmen ausgebildet, was sie in die Lage versetzt, eine ganzheitliche Pflege zu leisten. Sie sind auch entscheidend für die Aufklärung der Bevölkerung über rheumatische Erkrankungen, die häufig noch unbekannt sind.

Lateinamerika: Mit dem raschen Wachstum der Gesundheitsstrukturen entstehen in Ländern wie **Brasilien** und **Argentinien** spezialisierte Krankenpflegerpraktiken, darunter auch die Rheumatologie. Die Sensibilisierung für rheumatische Erkrankungen und die Weiterbildung sind zentrale Herausforderungen.

Ozeanien: In **Australien** und **Neuseeland** sind Krankenpfleger mit Schwerpunkt Rheumatologie in multidisziplinäre Teams eingebunden und spielen eine wichtige Rolle bei der langfristigen Betreuung von Patienten, insbesondere bei der indigenen Bevölkerung.

Diese globalen Schwankungen machen deutlich, wie wichtig ein internationaler Austausch über die Krankenpflegerpraxis ist. Ob durch Konferenzen, Berufsverbände oder Austauschprogramme - für

Krankenpfleger ist es von entscheidender Bedeutung, ihr Wissen und ihre Erfahrungen auszutauschen, um die Versorgung von Patienten mit rheumatischen Erkrankungen weltweit kontinuierlich zu verbessern.

Austausch und Ausbildung im Ausland

Der ständige Wandel in der medizinischen Welt erfordert von den Beschäftigten im Gesundheitswesen, dass sie ihr Wissen ständig auf den neuesten Stand bringen. Für Krankenpfleger in der Rheumatologie stellt die Möglichkeit, Austausch- und Fortbildungsmaßnahmen im Ausland zu absolvieren, eine unschätzbare Chance dar, ihre Fähigkeiten zu erweitern, ihren Horizont zu vergrößern und ihre eigenen Erfahrungen auszutauschen.

Warum eine Ausbildung im Ausland?
Das medizinische Umfeld ist von Land zu Land sehr unterschiedlich und wird von der Kultur, dem Gesundheitssystem, der Forschung und den Behandlungsansätzen beeinflusst. Ein Austausch oder eine Ausbildung im Ausland ermöglicht :

Erwerb neuer Fähigkeiten: In einigen Ländern gibt es möglicherweise innovative Ansätze oder spezielle Techniken, die im Heimatland des Krankenpflegers noch nicht eingeführt wurden.

Die Entdeckung neuer Kontexte : Zu verstehen, wie die Gesundheitsversorgung in verschiedenen Kulturen und Systemen erfolgt, kann eine neue Perspektive für die tägliche Praxis bieten.

Förderung des Wissensaustauschs: Krankenpfleger können ihre eigenen Erfahrungen und bewährten Verfahren mit ihren internationalen Kollegen teilen.

Wie organisiert man einen Austausch oder eine Fortbildung?

Berufsverbände: Viele Verbände von Krankenpflegern bieten Austauschprogramme und Partnerschaften mit anderen Ländern an.

Akademische Einrichtungen: Universitäten und Krankenpflegeschulen bieten häufig Studiengänge im Ausland oder internationale Praktikumsmöglichkeiten an.

Stipendien und Zuschüsse : Organisationen wie die WHO oder andere Stiftungen bieten Finanzierungen für Schulungen oder Projekte im Ausland an.

Berufliche Netzwerke : Kollegen und Mentoren können hervorragende Quellen für Empfehlungen und Kontakte sein, um einen Austausch zu organisieren.

Maximierung der Erfahrung

Kulturelle Vorbereitung: Vor der Abreise ist es wichtig, sich mit der Kultur und den Bräuchen des Gastlandes vertraut zu machen.

Sprache: Auch wenn Englisch oft die universelle medizinische Sprache ist, können Kenntnisse der lokalen Sprache die Erfahrung bereichern.

Reflexionstagebuch: Das Führen eines Tagebuchs kann dabei helfen, Lernerfahrungen und Beobachtungen zusammenzufassen, die dann weitergegeben oder für Forschungsarbeiten verwendet werden können.

Bleiben Sie aufgeschlossen: Jede Erfahrung ist einzigartig. Wenn Sie den Austausch mit einer lernenden und offenen Haltung angehen, werden Sie den größtmöglichen Nutzen erzielen.

Austausch- und Fortbildungsaufenthalte im Ausland können die Karriere eines Krankenpflegers in der Rheumatologie verändern. Diese Erfahrungen bieten eine bereicherte Sicht auf die Medizin, neue Fähigkeiten und ein besseres Verständnis für die Vielfalt und Komplexität der weltweiten Gesundheitsversorgung.

Internationale Zusammenarbeit und Initiativen zur umfassenden Gesundheit

Die Welt der Medizin ist groß, komplex und vernetzt. In einer globalisierten Welt überschreiten die Herausforderungen des Gesundheitswesens nationale Grenzen, und das gilt auch für die Lösungen. Die Rheumatologie als medizinische Disziplin ist von dieser Realität nicht ausgenommen. Internationale Kooperationen und globale Gesundheitsinitiativen spielen eine wichtige Rolle für den Fortschritt der Rheumatologie und bieten beispiellose Möglichkeiten für Forschung, Ausbildung und Patientenversorgung.

Die Interdependenz der Globalen Gesundheit
Rheumatische Erkrankungen sind universell. Ob rheumatoide Arthritis in Europa oder Gicht in Asien - diese Erkrankungen betreffen Menschen aus allen Regionen und Kulturen. Diese Ubiquität unterstreicht die Bedeutung eines ganzheitlichen Ansatzes: von anderen Gesundheitssystemen lernen, Wissen teilen und Synergien schaffen, um die Versorgung für alle zu verbessern.

Der Reichtum der internationalen Zusammenarbeit
Die internationale Zusammenarbeit ist ein Grundpfeiler des medizinischen Fortschritts. Sie ermöglicht :

Wissensaustausch: Jedes Land mit seinen eigenen Forschungen und klinischen Erfahrungen hat Lektionen, die es zu teilen gilt. Dieser Austausch ermöglicht es, Behandlungsprotokolle zu optimieren und neue Perspektiven einzuführen.

Zugang zu gemeinsamen Ressourcen: Einige Länder verfügen möglicherweise über Technologien oder Datenbanken, die anderswo nicht zugänglich sind, wodurch die Zusammenarbeit für bestimmte Studien oder Forschungsarbeiten von entscheidender Bedeutung ist.

Standardisierung der Pflege: Die Zusammenarbeit kann zu internationalen Protokollen führen, die unabhängig vom Ort eine gleichbleibende Qualität der Pflege gewährleisten.

Globale Gesundheitsinitiativen

Über punktuelle Kooperationen hinaus entstehen große globale Gesundheitsinitiativen mit klaren Zielen. Ob die WHO eine Kampagne zur Behandlung von Osteoarthritis in Entwicklungsländern startet oder internationale Koalitionen zur Erforschung von Lupus - diese Initiativen haben große Auswirkungen. Sie mobilisieren Gelder, koordinieren Forschungsanstrengungen und sensibilisieren die Öffentlichkeit für die Bedeutung rheumatischer Erkrankungen.

Auf dem Weg in eine kollaborative Zukunft

Im Zeitalter der sofortigen Kommunikation und Mobilität verschwimmen die Grenzen zwischen den Nationen, zumindest was die Medizin betrifft. Für Fachkräfte der Rheumatologie bedeutet dies eine einmalige Chance, zu lernen, sich auszutauschen und zusammenzuarbeiten. Diese Kooperationen und Initiativen sind nicht nur für die beteiligten Fachkräfte von Vorteil, sondern vor allem auch für die Patienten auf der ganzen Welt, die direkt von den Fortschritten profitieren, die durch diese gemeinsamen Anstrengungen erzielt werden.

Letztendlich sind globale Gesundheit und internationale Kooperationen nicht nur eine Frage der Medizin. Sie spiegeln den gemeinsamen Willen wider, über Grenzen hinweg zu blicken, zu verstehen, dass die Menschheit durch gemeinsame Herausforderungen verbunden ist und dass wir gemeinsam, mit vereinten Kräften, die effektivsten Lösungen finden werden.

Kapitel 23 :
SICH AUF DIE ZUKUNFT VORBEREITEN: TRENDS UND INNOVATIONEN

Neue Technologien in der Rheumatologie

Die Rheumatologie ist, wie andere medizinische Bereiche auch, Zeuge einer technologischen Revolution, die die Art und Weise der Gesundheitsversorgung verändert und die Landschaft der klinischen Forschung umgestaltet. Die Einführung neuer Technologien hat den Weg für genauere Diagnosen, personalisierte Behandlungen und eine bessere Lebensqualität für die Patienten geebnet.

Fortgeschrittene Bildgebung
Die Fortschritte in der Bildgebung haben der Rheumatologie sehr gut getan. Geräte wie die hochauflösende Kernspintomographie und der muskuloskelettale Ultraschall ermöglichen eine detailliertere Darstellung von Gelenken und Weichteilgewebe und helfen bei der Frühdiagnose und Überwachung von Krankheiten.

Telemedizin
Mit dem Aufkommen der Telemedizin sind virtuelle Sprechstunden für viele Rheumapatienten, vor allem für diejenigen, die in abgelegenen Gebieten leben, zur Realität geworden. Dies erleichtert den Zugang zu Spezialisten und gewährleistet eine regelmäßige Betreuung ohne die Notwendigkeit häufiger Reisen.

Apps und Wearables
Es gibt zahlreiche mobile Anwendungen, die sich mit Rheumatologie befassen. Sie ermöglichen es den Patienten, ihre Symptome, Medikamente und Übungen zu

verfolgen. Tragbare Geräte wie Smartwatches können die körperliche Aktivität, den Schlaf und andere für Rheumapatienten relevante Parameter überwachen.

Gentherapie und personalisierte Medizin

Das Verständnis der Genetik rheumatischer Erkrankungen hat sich erheblich verbessert. Es werden gezielte Gentherapien zur Behandlung bestimmter Erkrankungen erforscht. Mithilfe der Gensequenzierung ist es möglich, die Behandlungen an das individuelle genetische Profil des Patienten anzupassen.

Virtuelle Realität

Die virtuelle Realität bietet spannende Möglichkeiten, insbesondere in der Rehabilitation. Patienten können mithilfe von VR-Headsets immersive Übungsprogramme absolvieren und so die Rehabilitation und die Schmerzbehandlung erleichtern.

Künstliche Intelligenz

KI kann zur Analyse großer Datenbanken, zur Vorhersage von Krankheitsausbrüchen, zu Behandlungsempfehlungen oder zur Unterstützung der Diagnose durch die Untersuchung medizinischer Bilder eingesetzt werden.

Die Rheumatologie steht an der Schwelle zu einem neuen Zeitalter, das von technologischen Innovationen geprägt ist. Diese Fortschritte versprechen nicht nur eine bessere Versorgung der Patienten, sondern auch neue Antworten auf alte Fragen. Da sich die Technologie weiterhin rasant entwickelt, sind die Angehörigen der Gesundheitsberufe und die Patienten aufgerufen, sich anzupassen und diese Veränderungen zu umarmen, damit die Rheumamedizin immer präziser und individueller wird.

Forschung und Entwicklung in der Pflege

Die Rheumatologie ist trotz ihrer tiefen historischen Verankerung ein Bereich, der sich ständig weiterentwickelt. Das wachsende Interesse an rheumatischen Erkrankungen hat eine dynamische Forschung und einen radikalen Wandel in der Patientenversorgung hervorgebracht. Dieses unermüdliche Streben nach Verbesserung erinnert uns daran, dass die Medizin in ihrem Kern eine lebendige, anpassungsfähige und belastbare Disziplin ist.

Vom Stethoskop zur Biotechnologie

Die Geschichte der Rheumatologie zeigt uns, wie wir von einfachen Auskultationen und klinischen Beobachtungen zum Einsatz fortschrittlicher Biotechnologien übergegangen sind. Heute verfügen wir dank der Forschung über gezielte biologische Medikamente, die genau auf die Pathomechanismen bestimmter Krankheiten einwirken können.

Klinische Studien: Licht am Ende des Tunnels

Klinische Studien sind der Grundpfeiler der Weiterentwicklung der Gesundheitsversorgung. Sie ermöglichen es, die Wirksamkeit und Sicherheit neuer Interventionen zu bewerten. Jüngste Entwicklungen wie JAK-Inhibitoren oder Anti-IL-17-Antikörper sind das Ergebnis jahrzehntelanger strenger klinischer Prüfungen.

Das Mikrobiom: Eine neue Grenze

Die Erforschung des Darmmikrobioms hat überraschende Zusammenhänge zwischen unseren Darmbakterien und rheumatischen Erkrankungen aufgedeckt. Die Modulation dieses Mikrobioms könnte eines Tages den Weg für innovative Behandlungsmethoden ebnen.

Der Platz des Patienten in der Forschung

Die Entwicklung der Gesundheitsversorgung betrifft nicht nur Medikamente oder Technologien, sondern auch die Art und Weise, wie die Patienten in ihre eigene Behandlung einbezogen werden. Das moderne Zeitalter erkennt die Bedeutung der Patientenperspektive an, indem ihre Stimmen in die Gestaltung klinischer Studien und die Bewertung der Ergebnisse einbezogen werden.

Interdisziplinarität: Die Kräfte bündeln

Die Behandlung von rheumatischen Erkrankungen liegt nicht allein in den Händen des Rheumatologen. Ein multidisziplinärer Ansatz, der Physiotherapeuten, Psychologen, Ernährungsberater und andere umfasst, ist für eine umfassende Behandlung von entscheidender Bedeutung.

Zukunftsperspektiven

Mit dem technologischen Fortschritt scheint die Zukunft der Rheumatologie hell zu sein. Künstliche Intelligenz, Gentherapie oder sogar Nanotechnologie könnten die Diagnose und Behandlung revolutionieren.

Die Forschung in der Rheumatologie ist ein kollektives Abenteuer, ein Tanz zwischen Wissenschaftlern, Ärzten, Patienten und Gesundheitssystemen. Sie zielt darauf ab, bessere Behandlungsmöglichkeiten, eine höhere Lebensqualität und eines Tages vielleicht sogar eine Heilung zu ermöglichen. Die Entwicklung der Versorgung ist ein Zeugnis unserer Entschlossenheit, rheumatische Erkrankungen besser zu verstehen, besser zu behandeln und besser mit ihnen zu leben.

Sich ständig weiterbilden: die Bedeutung der Nachdiplomausbildung

Im unaufhörlichen Ballett der modernen Medizin erfordert die ständige Weiterentwicklung von Wissen und Techniken von jedem Angehörigen der Gesundheitsberufe ein unermüdliches Streben nach Fortbildung. Die Krankenpfleger/innen in der Rheumatologie sind mit komplexen Fällen, therapeutischen Innovationen und neuen ethischen Situationen konfrontiert, weit weg von der Universität, in der täglichen Praxis. Angesichts dieser Herausforderungen ist die postgraduale Ausbildung nicht nur ein Kompass, sondern auch eine Laterne, die den Weg zur klinischen Exzellenz beleuchtet.

Ein Werkzeug zur Anpassung an das moderne Zeitalter
Während die Grundausbildung den Krankenpflegern die grundlegenden Fähigkeiten vermittelt, ist es die Weiterbildung, die sie für die rasanten Fortschritte in der Medizin wappnet. In einer Zeit, in der Biotechnologie, Genomik und personalisierte Ansätze die Pflege revolutionieren, ist es unerlässlich, sich auf dem Laufenden zu halten. In Workshops, Konferenzen und Simulationen vermittelt diese Weiterbildung neue Praktiken, innovative Werkzeuge und neue Protokolle.

Verbindungen innerhalb der medizinischen Gemeinschaft knüpfen
Die postgraduale Weiterbildung ist auch eine Gelegenheit, Beziehungen innerhalb der medizinischen Gemeinschaft zu knüpfen und zu stärken. Der Austausch mit Gleichaltrigen, Mentoren oder Experten anderer Fachrichtungen bereichert die Krankenpflegerpraxis und schafft interprofessionelle Synergien, die dem Patienten zugute kommen.

Sich als Akteur im Gesundheitssystem behaupten

Über den bloßen Erwerb von Kompetenzen hinaus ist das lebenslange Lernen ein militanter Akt. Es ist die Bestätigung der zentralen Rolle des Krankenpflegers als aufgeklärter und verantwortungsbewusster Akteur im Gesundheitssystem. Durch ihre Weiterbildung beanspruchen sie ihren Platz am Tisch der Entscheidungsträger, indem sie ihr Fachwissen und ihren Willen, sich für das Wohlergehen ihrer Patienten einzusetzen, bekräftigen.

Die Bedeutung der postgradualen Weiterbildung liegt in ihrer Fähigkeit, den Krankenpfleger in seiner beruflichen Entwicklung zu begleiten, sein klinisches Urteilsvermögen zu verfeinern und sein Kompetenzspektrum zu erweitern. In der komplexen und sich schnell verändernden Welt der Rheumatologie ist sie ein Leuchtturm, der den Krankenpfleger zu einer immer relevanteren, empathischeren und effektiveren Praxis führt. Letztlich bedeutet lebenslanges Lernen, dass der Krankenpfleger seine Berufung voll und ganz erfüllt: sich zu kümmern, zu lernen und jeden Tag an der Seite derer zu wachsen, denen er dient.

Kapitel 24 :
SCHLUSSFOLGERUNG

Reflexion über den Werdegang des Krankenpflegers in der Rheumatologie

Wenn man über den Beruf des Krankenpflegers in der Rheumatologie spricht, denkt man oft an die medizinische Versorgung, die Pflege und die Interaktion mit den Patienten. Doch der Werdegang dieser Gesundheitsfachkräfte ist weitaus reicher und komplexer, als es den Er ist .Anschein hat geprägt von einer einzigartigen Mischung aus Wissenschaft, Menschlichkeit, Herausforderungen und Errungenschaften.
Entstehung einer Leidenschaft

Der Weg zur Rheumatologie ist nicht immer direkt. Manche werden durch persönliche Erfahrungen dazu geführt, weil sie gesehen haben, wie ein naher Verwandter an einer rheumatischen Erkrankung leidet. Andere fühlen sich von der Komplexität der Erkrankungen des Muskel- und Skelettsystems und der Möglichkeit angezogen, das Leben der Patienten konkret zu verändern. Die Entdeckung dieses Fachgebiets kann während einer klinischen Rotation während des Studiums oder später, nach mehreren Jahren Praxis in einem anderen Bereich, erfolgen.

Lernen im Zentrum der Praxis
Die Welt der Rheumatologie ist ständig im Wandel begriffen. Krankenpfleger lernen ständig dazu, sei es durch formale Schulungen oder durch den Kontakt mit Patienten. Jeder Patient ist eine Lektion, ein einzigartiges Puzzle mit seinen Symptomen, seinen Erfahrungen und seinen Erwartungen. Es sind diese Interaktionen, die das

Fachwissen des Krankenpflegers stärken und gleichzeitig sein Mitgefühl und seine Menschlichkeit nähren.

Multidimensionale Herausforderungen

Die Rolle des Krankenpflegers in der Rheumatologie ist mit vielen Herausforderungen gespickt. Neben den körperlichen Symptomen müssen sie oft durch die stürmischen Gewässer der Emotionen der Patienten navigieren und dabei helfen, mit chronischen Schmerzen, Ängsten und den oft damit verbundenen Depressionen umzugehen. Diese Herausforderungen sind jedoch auch eine Quelle des persönlichen und beruflichen Wachstums.

Momente der Gnade

Es gibt viele Momente, in denen man etwas erreicht. Zu sehen, wie ein Patient seine Mobilität wiedererlangt, bei der Schmerzbehandlung mitzuhelfen oder einfach nur eine menschliche Verbindung bei einem Termin herzustellen, sind kleine Siege. Diese Momente sind starke Erinnerungen an den greifbaren Einfluss, den der Krankenpfleger auf das Leben des Patienten haben kann.

Auf dem Weg in die Zukunft : Eine sich entwickelnde Rolle

Mit dem Fortschritt der Medizin ändert sich auch die Rolle des Krankenpflegers in der Rheumatologie. Mit dem Aufkommen von Biotechnologie, künstlicher Intelligenz und Telemedizin müssen sich Krankenpfleger anpassen, neue Werkzeuge und Methoden erlernen und integrieren.

Der Weg des Krankenpflegers in der Rheumatologie ist ein ständiges Abenteuer, das aus Herausforderungen, Lernprozessen, tiefen menschlichen Beziehungen und Entwicklungen besteht. Er ist ein perfektes Beispiel für die Verschmelzung von Wissenschaft und Menschlichkeit und zeigt, dass im Herzen der modernen Medizin die menschlichen Bindungen nach wie vor am wertvollsten und einflussreichsten sind.

Ermutigung und Perspektiven für unerfahrene Krankenpfleger

Wer den Beruf des Krankenpflegers in der Rheumatologie ergreift, begibt sich auf eine spannende Reise an die Schnittstelle von Wissenschaft, Einfühlungsvermögen und Hingabe. Für Neulinge bietet die Zukunft sowohl Herausforderungen als auch Chancen, aber mit der richtigen Einstellung kann jedes Hindernis zu einer Gelegenheit zum Lernen und Wachsen werden.

Der **Wert der anfänglichen Erfahrung**
Die ersten Schritte in der Karriere eines Krankenpflegers können sowohl herausfordernd als auch überwältigend sein. Jeder Tag bringt neue Entdeckungen, neue Verantwortung und unerwartete Situationen mit sich. In diesen entscheidenden Momenten wird der Charakter geformt. Erfahrung, auch wenn sie manchmal schwierig ist, ist der Grundstein für Kompetenz und Vertrauen.

Lernen durch Herausforderungen
Die Rheumatologie mit ihrem breiten Spektrum an Krankheiten und Symptomen weist eine steile Lernkurve auf. Aber jeder Patient, jedes Symptom und jede Interaktion ist eine Chance, mehr zu lernen. Diese Herausforderungen sind in Wirklichkeit verdeckte Chancen, Lernmomente, die die berufliche Praxis bereichern.

Die Unterstützung der medizinischen Gemeinschaft
Angehende Krankenpfleger sind nie allein. Die medizinische Gemeinschaft, die aus Kollegen, Mentoren und Spezialisten besteht, ist eine wertvolle Ressource. Sie werden ermutigt, Fragen zu stellen, Rat zu suchen und sich

auf diese Gemeinschaft zu verlassen, um sich durch die komplexen Zusammenhänge der Rheumatologie zu navigieren.

Eine Epoche der Innovationen

Nie zuvor hatte die Medizin eine so schnelle Phase der Innovation erlebt. Ständig entstehen neue Therapien, Techniken und Technologien, die Krankenpflegern neue Möglichkeiten eröffnen, das Leben ihrer Patienten zu verbessern. Es ist eine aufregende Zeit, um sich diesem Bereich anzuschließen.

Die Gratifikation, einen Unterschied zu machen

Im Mittelpunkt des Berufs steht der Wunsch, zu helfen, zu pflegen und zu unterstützen. Die Befriedigung, zu sehen, wie sich ein Patient erholt, seine Schmerzen zu lindern oder einfach nur ein wenig Trost an einem schwierigen Tag zu spenden, ist unübertroffen.

Zukunftsperspektiven

Mit der ständigen Weiterentwicklung der Medizin liegt eine Welt voller Möglichkeiten für Krankenpfleger vor ihnen. Ob durch zusätzliche Spezialisierungen, Forschung, Lehre oder Führungsrollen - die Horizonte sind weit.

An alle angehenden Krankenpfleger in der Rheumatologie: Halten Sie die Leidenschaft, die Neugier und das Einfühlungsvermögen stets wach. Jeder Schritt, jede Herausforderung ist ein Schritt in Richtung einer vielversprechenden, bereichernden und zutiefst befriedigenden Zukunft. Sie haben einen edlen Weg gewählt, und die vor Ihnen liegende Reise ist eine der lohnendsten, die es gibt.

Glossar medizinischer Begriffe

A

Anamnese: Sammlung der Vorgeschichte und der Symptome eines Patienten, in der Regel durch ein Interview.

B

Biopsie: Entnahme einer kleinen Gewebeprobe zur mikroskopischen Untersuchung.

C

Kortikosteroide: Medikamente, die zur Verringerung von Entzündungen eingesetzt werden.

D

Dysplasie: Eine Anomalie bei der Entwicklung oder Reifung von Zellen.

E

Erythem: Eine Rötung der Haut, die durch eine Erweiterung der Kapillaren verursacht wird.

F

Fibromyalgie: Eine Erkrankung, die durch Muskelschmerzen und schmerzhafte Punkte gekennzeichnet ist.

G

Gonarthrose: Arthrose des Kniegelenks.

H

Hämatom: Ansammlung von Blut in einem Gewebe infolge einer Blutung.

I

Entzündung: Eine Reaktion des Körpers auf einen Angriff, die durch Rötung, Hitze, Schwellung und Schmerz gekennzeichnet ist.

J

Januskinase (JAK): Enzymfamilie, die an der Zellsignalisierung beteiligt ist und von einigen Rheumamedikamenten gezielt angesprochen wird.

K

Zyste: Eine mit Flüssigkeit oder anderen Substanzen gefüllte Pfütze im Körper.

L

Systemischer Lupus erythematodes (SLE): Eine Autoimmunkrankheit, die mehrere Organe und Systeme befällt.

M

Myopathie: Erkrankung der Muskeln, die oft mit Schwäche einhergeht.

N

Nekrose: Absterben von Gewebe im Körper.

O

Osteoporose: Verringerte Knochendichte, wodurch die Knochen brüchiger werden.

P

Rheumatoide Arthritis (RA): Eine chronisch-entzündliche Erkrankung, die hauptsächlich die Gelenke betrifft.

Q

Quiescence: Ein Zustand der Ruhe oder Inaktivität, der häufig verwendet wird, um das Fehlen von Krankheitsaktivität zu beschreiben.

R

Rheuma: Allgemeiner Begriff für schmerzhafte Erkrankungen der Gelenke und des muskuloskelettalen Gewebes.

S

Spondylitis ankylosans (AS): Chronisch-entzündliche Erkrankung, die hauptsächlich die Wirbelsäule betrifft.

T

Tendinitis: Entzündung einer Sehne.

U

Ultraschall: Bildgebungsverfahren, bei dem Schallwellen verwendet werden, um innere Strukturen sichtbar zu machen.

V

Vaskulitis: Entzündung der Wände von Blutgefäßen.

W

Widal: Diagnostischer Test für Typhus.

X

Xerostomie: Mundtrockenheit.

Y

Yoga: Eine Praxis, die Körperhaltungen, Atmung und Meditation miteinander verbindet und häufig als ergänzende Therapie in der Rheumatologie eingesetzt wird.

Z

Gürtelrose: Eine Virusinfektion, die durch das Varicella-Zoster-Virus verursacht wird und durch einen schmerzhaften Ausschlag gekennzeichnet ist.

Dies ist nur ein Beispiel für ein Glossar und bei weitem nicht vollständig. In der Rheumatologie und im medizinischen Bereich allgemein werden viele weitere medizinische Fachbegriffe verwendet.

Zusätzliche Ressourcen und Lektüre

Bücher:

"Rheumatology Secrets" von Sterling West - Dieses Buch bietet einen Ansatz in Form von Fragen und Antworten zu den wichtigsten Aspekten der Rheumatologie.

"Kelley and Firestein's Textbook of Rheumatology" von Gary S. Firestein et al. - Ein vollständiger Leitfaden zur Rheumatologie, der in medizinischen Fachkreisen weithin anerkannt ist.

"Oxford Handbook of Rheumatology" von Alan Hakim, Gavin Clunie und Inam Haq - Eine praktische Ressource für Kliniker, die viel unterwegs sind.

Zeitungen und Zeitschriften:

"Arthritis & Rheumatology" - Eine monatlich erscheinende Zeitschrift mit Forschungsartikeln, Fallstudien und Rezensionen zu den neuesten Entwicklungen in der Rheumatologie.

"Rheumatology International" - Veröffentlicht Artikel über Diagnose, Behandlung und Management von rheumatischen Erkrankungen.

Berufsverbände:

American College of Rheumatology (ACR) - Bietet Ressourcen für Fachleute sowie Informationen für die breite Öffentlichkeit.

European League Against Rheumatism (EULAR) - Bietet Empfehlungen, Richtlinien und Schulungsressourcen für medizinisches Fachpersonal in Europa.

Webseiten:

RheumaKnowledgy - Eine Online-Plattform für die Aus- und Weiterbildung in der Rheumatologie.

Rheumatology.org (ACR-Website) - Bietet Bildungsressourcen, Nachrichten und Informationen über bevorstehende Veranstaltungen.

Mobile Anwendungen:

Rheum Toolbox - Eine Anwendung für Ärzte und Medizinstudenten, die Rechner, diagnostische Kriterien und Managementtools enthält.

Podcasts und Webinare:

"The Rheumatology Podcast" - Diskussionen über aktuelle Trends, Herausforderungen und Fortschritte in der Rheumatologie.

ACR-Webinare - Bildungsveranstaltungen zu verschiedenen Themen der Rheumatologie.

Konferenzen und Schulungen:

Rheumatology Annual Meeting - Eine jährliche Konferenz, die Bildungssitzungen, Workshops und Präsentationen zu aktuellen Forschungsergebnissen bietet.

Ressourcen für Patienten:

Arthritis Foundation - Bietet Informationen, Ressourcen und Unterstützung für Menschen mit Arthritis und anderen rheumatischen Erkrankungen.

Medizinische Fachkräfte und Medizinstudenten, die sich für Rheumatologie interessieren, können diese Ressourcen erkunden, um ihr Wissen zu erweitern, mit den neuesten Forschungsergebnissen und Fortschritten Schritt zu halten und ihren Patienten eine qualitativ hochwertige Versorgung zu bieten.

Bücher :

"Klinische Rheumatologie" von Alain Saraux und Valérie Devauchelle-Pensec - Ein klinischer Leitfaden, der einen Überblick über die rheumatologischen Krankheitsbilder bietet.

"Rheumatologie für den Praktiker" von Frédéric Lioté - Ein auf Fallbeispiele ausgerichtetes Buch, das sich ideal für die Fortbildung von Angehörigen der Gesundheitsberufe eignet.

"Traité de Rhumatologie" von André Kahan und Olivier Meyer - Eine umfassende Ressource zur Rheumatologie, die in der gesamten Frankophonie anerkannt ist.

Zeitungen und Zeitschriften :

"Rheumazeitung - Eine monatlich erscheinende Zeitschrift mit Forschungsartikeln, thematischen Übersichten und Updates zur Rheumatologie.

"Rheumatologie Praktisch" - Eine Zeitschrift, die sich auf praktische Aspekte der Behandlung rheumatologischer Erkrankungen konzentriert.

Berufsverbände :

Société Française de Rhumatologie (SFR) - Bietet Ressourcen, Empfehlungen und Schulungen für französischsprachige Rheumatologen.

Websites :

Rheumatologie-in-Praxis.de - Eine Plattform, die Nachrichten, Themendossiers und Bildungsressourcen im Bereich Rheumatologie bietet.

SFR-Website - Bietet Informationen zu Kongressen, wissenschaftliche Nachrichten und Ressourcen für Fachleute.

Mobile Apps :

ToolRhumato - Eine Anwendung für Fachleute aus dem Bereich Rheumatologie mit Entscheidungshilfen, Scores und diagnostischen Kriterien.

Podcasts und Webinare :

"Let's talk about Rheumatology" - Eine Podcast-Reihe, die sich mit den verschiedenen Aspekten und Herausforderungen der modernen Rheumatologie befasst.

Webinare der SFR - Bildungsveranstaltungen zu verschiedenen Themen der Rheumatologie.

Konferenzen und Schulungen :

Französischer Kongress für Rheumatologie - Eine jährliche Konferenz, bei der Experten und Praktiker zusammenkommen, um sich über die Fortschritte in der Rheumatologie auszutauschen.

Ressourcen für Patienten :

Association Française de Lutte Anti-Rumatismale (AFLAR) - Bietet Informationen, Ressourcen und Unterstützung für Patienten mit rheumatologischen Erkrankungen.

Deutschsprachige Gesundheitsfachkräfte können diese Ressourcen erkunden, um ihr Wissen zu erweitern, sich über die neuesten Forschungsergebnisse und Fortschritte auf dem Laufenden zu halten und ihren Patienten eine optimale Versorgung zu bieten.

Tools zur Bewertung und Beobachtungsraster

Die Rheumatologie stützt sich wie viele andere medizinische Fachgebiete auf eine Reihe von Beurteilungsinstrumenten und Beobachtungsrastern, die sowohl bei der Diagnose als auch bei der Überwachung von Erkrankungen helfen. Diese Instrumente sind für eine objektive, standardisierte und wiederholbare Beurteilung von Patienten unerlässlich.

Skalen zur Bewertung von Schmerzen :

Visuelle Analogskala (VAS): Ermöglicht es dem Patienten, sein Schmerzniveau auf einer 10 cm langen Linie anzugeben.

Numerische Skala (EN) : Der Patient schätzt seine Schmerzen auf einer Skala von 0 (keine Schmerzen) bis 10 (maximal vorstellbare Schmerzen) ein.

McGill Pain Questionnaire: Eine detailliertere Methode zur Bewertung der Qualität und Intensität von Schmerzen.

Hilfsmittel zur funktionellen Bewertung :

Health Assessment Questionnaire (HAQ): Beurteilt die Fähigkeit eines Patienten, alltägliche Aktivitäten auszuführen.

Steinbrocker-Index der Funktionsfähigkeit: Klassifiziert Patienten nach ihrer Fähigkeit, Aktivitäten auszuführen.

Spezifische Bewertungsskalen :

DAS28 (Disease Activity Score 28) : Wird hauptsächlich bei rheumatoider Arthritis verwendet. Er bewertet die Krankheitsaktivität, indem er die Anzahl der entzündeten und empfindlichen Gelenke sowie bestimmte Blutmarker berücksichtigt.

BASDAI (Bath Ankylosing Spondylitis Disease Activity Index) : Beurteilt die Aktivität von Morbus Bechterew anhand von Müdigkeit, axialen Schmerzen, peripheren Schmerzen usw.

Raster zur Gelenkbeobachtung :

Untersuchung der Gelenke: Beurteilung von Beweglichkeit, Empfindlichkeit, Wärme, Schwellung und Vorhandensein von Erguss.

Bewertungsraster für die Lebensqualität :

SF-36 (Short Form Health Survey): Ein allgemeiner Fragebogen zur Lebensqualität.

ASQoL (Ankylosing Spondylitis Quality of Life) : Ein spezieller Fragebogen für Patienten mit Morbus Bechterew.

Psychologische Bewertungsinstrumente :

HADS-Skala für Angst und Depression (Hospital Anxiety and Depression Scale) : Ermöglicht die Bewertung des Angst- und Depressionsniveaus eines Patienten.

Instrumente zur Bewertung der therapeutischen Bildung :

Test zum Krankheitswissen: Beurteilt den Wissensstand des Patienten über seine Erkrankung, die verfügbaren Behandlungsmethoden usw.

Die richtige Anwendung dieser Instrumente und Beobachtungsraster ermöglicht es, Symptome zu objektivieren, den Krankheitsverlauf zu verfolgen, Behandlungen anzupassen und eine optimale Betreuung des Patienten zu gewährleisten. Für die Angehörigen der Gesundheitsberufe ist die Beherrschung dieser Instrumente von entscheidender Bedeutung und erfordert eine regelmäßige Schulung.